AF389291

CONSEILS

POUR

VIVRE LONG-TEMS.

CONSEILS

POUR

VIVRE LONG-TEMS,

Traduit de l'Italien de LOUIS CORNARO, Noble Vénitien.

NOUVELLE ÉDITION.

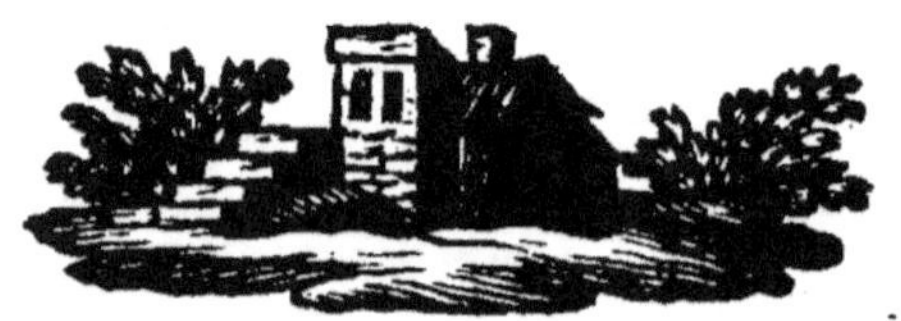

A PARIS,

Chez BELIN, Libraire, rue S.-Jacques.

1783.

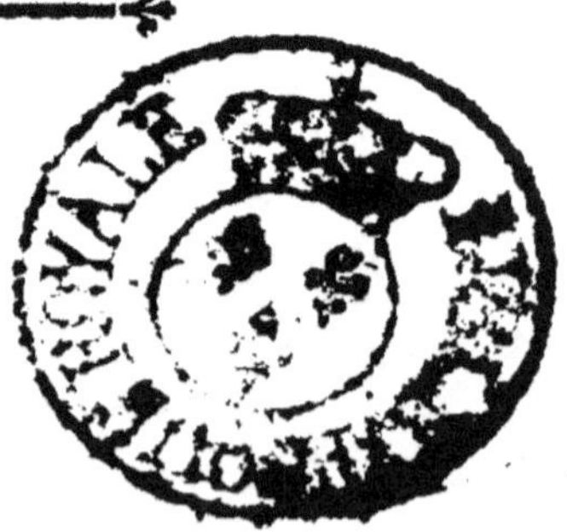

AVIS

DE L'ÉDITEUR.

JE crois faire un préfent utile au Public, en lui donnant quatre Discours d'un illuftre Vieillard, dont la poftérité tient un rang confidérable à Venife. Cardan, Bacon, & M. de Thou, parlent de LOUIS CORNARO, & du régime qui, malgré fa foible conftitution, le fit parvenir à une extrême vieilleffe.

Il est à remarquer, comme
une chose digne d'admiration,
que ce bon Vieillard écrivit son
premier Traité à l'âge de quatre-
vingt-trois ans, le second à qua-
tre-vingt-six, le troisiéme à qua-
tre-vingt-onze, & le quatriéme à
quatre-vingt-quinze. On ne trouva pas moins de bon-sens, de
force, & de netteté, dans le quatriéme que dans le premier de ses
Discours. Au reste, il n'est pas
surprenant, qu'attribuant à la Sobriété un esprit sain & un corps
sans infirmité dans un âge où ces
avantages sont rares, & qu'il pos-
séda néanmoins jusqu'à l'âge de

cent ans, il ait voulu se donner pour exemple de l'utilité de la vie réglée.

Toutefois il faut être attentif au conseil qu'il nous donne de ne pas outrer la diéte, & de régler sur notre tempérament la quantité & le choix de nos alimens. Dans de certains climats, à certain âge, & dans l'habitude d'un exercice fort actif, on auroit tort de manger aussi peu que ce frugal Vénitien. Les maladies d'épuisement sont plus dangereuses & plus difficiles à guérir, que celles qui viennent de replétion.

Avant que de se mettre en règle sur des maximes si austères, il faut commencer par se bien connoître.

Ainsi les gens de bonne-chere ne doivent point être effrayés, en se représentant Cornaro, la balance à la main, pesant tout ce qu'il mangeoit. Comme on peut faire son salut sans être Chartreux, on peut aussi vivre long-tems, & conserver sa santé, sans s'assujétir à une exactitude qui n'est pas absolument nécessaire, & dont peu de gens sont capables.

CONSEILS

CONSEILS

POUR

VIVRE LONG-TEMS.

PREMIER DISCOURS.

De la Vie sobre & réglée.

RIEN n'est plus certain, que l'habitude passe aisément en nature, & qu'elle a sur tous les corps un extrême pouvoir : elle a même souvent sur l'esprit plus d'autorité que la raison. Le plus honnête homme, en fréquentant des liber-

A

tins, oublie peu-à-peu les maximes de probité qu'il a sucées avec le lait, & s'abandonne à des vices qu'il voit continuellement pratiquer. Est-il assez heureux pour être séparé de cette mauvaise société, & pour se trouver souvent en meilleure compagnie ? La vertu triomphe à son tour ; il reprend insensiblement la sagesse qu'il avoit abandonnée. Enfin, tous les changements que nous voyons arriver dans le tempérament, dans la conduite & dans les mœurs de la plûpart des hommes, n'ont presque point d'autres principes que la force de l'habitude.

J'ai remarqué que c'est par elle, que trois maux fort dangereux se sont introduits depuis peu de temps en Italie. Je compte pour le premier, l'adulation & les cérémonies. Le second est l'hérésie de Luther, qui commence à faire du progrès. Le troifiéme eft l'iyrognerie & la gourmandife.

Le premier de ces maux exclud de la vie civile la bonne-foi, la franchife, la fincérité. Le fecond va droit à la des- truction de la véritable Religion ; & je fuis fi perfuadé que les habiles gens qui attaquent ces monftres les combattront avec fuccès, que je ne doute point d'en voir l'Italie purgée avant que je meure. Quant au troifiéme, qui eft fi contraire à la fanté, qu'on peut l'appeller fon plus mortel ennemi, je lui déclare moi-même la guerre. J'entreprends de le décrier dans le monde, & de lui retrancher tout autant de facrifices & de victimes qu'il me fera poffible.

C'eft un malheur pour les hommes de notre fiécle, que la profufion des mets foit à la mode, & qu'elle fe foit, pour ainſi dire, ſi fort élevée au deſſus de la frugalité. L'une cependant eſt fille de la tempérance, & l'autre n'eſt produite que par l'orgueil & par l'appétit déréglé. Nonobſtant la différence de leur origine, la profuſion s'appelle aujourd'hui *magnificence, générofité, grandeur.* Elle eſt généralement eſtimée dans le monde, & la frugalité paſſe pour avarice & pour baſſeſſe dans l'eſprit de la plûpart des hommes. Voilà une des erreurs que l'habitude & la coutume ont établies.

Cette erreur nous a tellement ſéduits, qu'elle nous fait renoncer à une vie frugale, enſeignée par la nature dès le premier âge du monde, & qui conſerveroit nos jours, pour nous jetter dans des excès qui en abrégent le nombre. Nous ſommes vieux, ſans avoir pû goûter le plaiſir d'être jeunes : le tems qui ne dévroit être que l'été de la vie, est souvent le commencement de son hiver. On s'apperçoit qu'on n'est plus si robuste, on sent les approches de la caducité, on décline avant que d'être arrivé à sa perfection. Au contraire, la Sobriété nous maintient dans l'état naturel où nous devons être : nous sommes jeunes plus long-tems : l'âge viril est accompagné d'une vigueur qui ne commence à diminuer qu'après beaucoup d'années. Il faut le cours d'un siécle pour former des rides & des cheveux blancs. Cela est si vrai que, lorsque la volupté avoit moins d'empire sur les hommes, ils avoient à quatre-vingt ans plus de force & de vivacité, qu'ils n'en ont présentement à quarante.

O malheureuse Italie ! ne t'apperçois-tu pas que la gourmandise & la crapule

t'enlevent chaque année plûs d'habi-
·tants, que la peſte, la guerre & la fa-
mine n'en pourroient détruire ? Tes vé-
·ritables fléaux ſont tes feſtins fréquents,
·qui ſont ſi outrés qu'on ne ſçauroit faire
de tables aſſez grandes pour arranger
la quantité de plats dont la prodigalité
les couvre ; enſorte qu'on eſt obligé de
ſervir les viandes & les fruits par pyra-
·mides. Quelle fureur ! Quelle folie !
Mets-y ordre pour l'amour de toi-mê-
me, ſi tu ne le fais pour l'amour de
Dieu. Je ſuis certain qu'il n'eſt point
de péché qui lui déplaiſe davantage, ni
de volupté qui te ſoit plus funeſte. Tâ-
·che de t'en garantir, comme de ces maladies épidémiques dont on ſe préſerve
par la bonne nourriture & par des pré-
cautions qui les empêchent d'arriver.

Il eſt aiſé d'éviter les maux que nous

causent les excès de la bouche. Le souverain remede contre la replétion n'est pas difficile à trouver : la nature nous l'enseigne. Contentons-nous de lui donner ce qu'elle nous demande, & ne la surchargeons pas : peu de chose lui suffit. Les régles de la tempérance tirent leur origine de celles de la raison. Accoutumons-nous à ne manger que pour vivre. Ce qui excéde la quantité nécessaire pour nous nourrir, n'est qu'un levain de maladie & de mort ; c'est un plaisir qu'on paye cherement, & qui ne sçauroit être innocent ni excusable, dès qu'il peut nous être nuisible.

Combien ai-je vû périr de gens à la fleur de leur âge, par la malheureuse habitude de trop manger ! Combien m'a-t-elle enlevé d'amis illustres, qui pourroient encore embellir l'univers,

faire honneur à leur patrie, & me donner autant de plaisir à les voir, que j'ai
eu de douleur à les perdre !

C'est. pour arrêter cette contagion,
que j'entreprends de faire connoître,
dans ce petit ouvrage, que l'abondance
& la diversité des mets est un abus pernicieux qu'il faut détruire en vivant sobrement, comme faisoient les premiers
hommes. Quelques jeunes-gens qui méritent mon estime par leurs belles qualités, ayant perdu leurs peres plûtôt
qu'ils ne devoient s'y attendre, m'ont
témoigné un extrême desir de sçavoir
de quelle manière j'ai vécu, pour s'y
conformer. J'ai trouvé leur curiosité ju-
dicieuse. Rien n'est plus raisonnable,
que de souhaiter une longue vie. Plus
nous avançons en âge, plus nous ac-
quérons d'expérience ; & si la nature,

qui ne veut que notre bien , nous con-
seille de vieillir & concourt avec nous
dans ce deſſein , c'eſt qu'elle connoît
que , le corps étant affoibli par le tems
qui détruit tout , l'eſprit , dégagé des
embarras de la volupté , ſe trouve plus
en état de jouir de ſa raiſon , & de
goûter les douceurs de la vertu. Ainſi je
veux ſatisfaire ces perſonnes , & rendre
en même tems, un bon office au public ,
en déclarant quels ont été les motifs qui
m'ont fait renoncer à la débauche pour
ſuivre la vie ſobre ; en expliquant de
quelle manière je l'obſerve , quelle eſt
l'utilité que j'en retire ; enfin , en faiſant
connoître que rien n'eſt plus avantageux
à l'homme qu'un bon régime , que la
pratique n'en eſt pas impoſſible , &
qu'il eſt très-néceſſaire de l'obſerver.

Je dis donc que la foibleſſe de ma

conftitution , qui s'étoit confidérable-
ment augmentée par la manière dont je
vivois , me mit en un fi pitoyable état ,
que je fus obligé de quitter tout-à-fait la
bonne - chere , pour laquelle j'avois eu
toute ma vie beaucoup d'inclination. Je
me trouvois fi fouvent en débauche ,
que mon tempérament délicat ne put en
foutenir les fatigues. Je devins fujet à
plufieurs maladies , comme douleurs
d'eftomac , coliques , gouttes. J'avois
prefque toujours une fiévre lente , &
une altération infupportable. Cet état
faifoit défefpérer de ma guérifon ; &
véritablement , quoique je ne fuffe âgé
que de trente-cinq ou quarante ans , je
ne croyois trouver la fin de mes maux
que dans celle de ma vie.

Les meilleurs médecins d'Italie épui-
sèrent toute leur fcience pour me remet-

tie, dans mon état naturel, sans en pouvoir venir à bout. Enfin, lorsqu'ils en eurent entiérement perdu l'espérance, ils me dirent en m'abandonnant, qu'ils ne sçavoient qu'un seul remede qui pût me tirer d'affaire, si j'avois assez de resolution pour l'entreprendre & le continuer. C'étoit la vie sobre & réglée, qu'ils m'exhorterent de suivre le reste de mes jours; m'assurant que si les excès m'avoient procuré tant d'infirmités, il n'y avoit que la tempérance qui pût m'en délivrer.

Je goûtai cette proposition. Je compris que, malgré le triste état où ces excès m'avoient réduit, je n'étois pas encore si incurable que leur contraire ne pût me retablir, ou du moins me soulager; & cela avec d'autant plus de raison, que je connoissois des gens d'un grand âge & d'une mauvaise complexion , qui se conservoient par l'unique secours du régime, comme j'en connoissois qui avoient apporté en naissant un tempérament merveilleux qu'ils avoient fort altéré par la débauche. Il me parut assez naturel, qu'une différente manière de vivre & d'agir produisît différents effets, puisque l'art peut servir à corriger la nature, à la perfectionner, à l'affoiblir, ou à la détruire, selon le bon ou le mauvais usage qu'on en fait.

Les médecins commençant à me trouver docile, ajouterent à ce qu'ils m'avoient dit, qu'il falloit choisir du régime ou de la mort ; que je ne pouvois vivre long-tems, si je ne suivois leur conseil ; & que si je différois davantage à m'y résoudre, il ne seroit plus tems de commencer. Cela étoit pressant : je ne

voulois point fi-tôt ceffer de vivre, &
j'étois las de fouffrir ; d'ailleurs j'étois
convaincu de leur expérience & de leur
capacité. Enfin avec une certitude morale que je ne pouvois mieux faire que
de les croire, je pris la réfolution de
pratiquer exactement ce genre de vie,
tout auftère qu'il me paroiffoit.

Je priai les médecins de m'apprendre
préoifément de quelle manière il falloit
me gouverner. Ils me répondirent que
je devois me traiter toujours comme
un malade ; c'eft-à-dire , ne prendre
que de bonne nourriture & en petite
quantité.

Il y avoit long-tems qu'ils m'avoient
prefcrit la même chofe ; mais jufqu'alors
je m'en étois moqué. Lorfque j'étois
dégoûté des viandes qu'ils m'ordon-
noient , je mangeois de toutes celles

qu'ils m'avoient défendues, & me fen-
tant échauffé & altéré, je buvois du vin
abondamment. Cependant je ne m'en
vantois pas ; j'étois du nombre de ces
infirmes imprudens, qui ne pouvant fe
réfoudre à faire tout ce qu'on leur ordonne pour leur fanté, ne confiderent
pas qu'en trompant leurs médecins, ils
fe trompent beaucoup plus eux-mêmes.

Dès que j'eus pris le parti de croire
les miens, & que je me fus mis en
tête qu'il eft honteux de n'avoir pas
la force d'être fage, je m'accoutumai
fi bien à vivre fobrement que j'en contractai l'habitude fans peine & fans
violence. Peu de tems après je me fentis
foulagé ; &, ce qui paroîtra incroyable,
c'eft qu'au bout de l'année je ne m'apperçus pas feulement d'un amendement
qui me furprit, je fus encore parfaitement guéri de tous mes maux.

Lorſque je me vis rétabli, & que je commençai à goûter les douceurs de cette eſpece de réſurrection, je fis une infinité de réflexions ſur l'utilité du régime ; j'en admirai la vertu, & compris que s'il avoit eu aſſez de pouvoir pour me guérir, il en auroit ſuffiſamment pour me préſerver des maladies auxquelles j'avois toujours été ſujet.

L'expérience que je venois de faire ne me permettant plus d'en douter, je commençai à m'appliquer à la connoiſſance des alimens qui m'étoient propres. Je voulus éprouver ſi tout ce que je trouvois à mon goût étoit utile ou nuiſible à ma ſanté, & ſi le proverbe ne ment point, lorſqu'il dit que tout ce qui eſt agréable à la bouche eſt bon au cœur. Je connus que ceux qui le croyent ſe trompent, & qu'il

n'eſt favorable qu'aux gens ſenſuels,
pour excuſer l'imprudente complaiſance
qu'ils ont pour tout ce qui flatte leur
appétit.

Je ne pouvois autrefois me paſſer de
boire à la glace ; j'aimois les vins fu-
meux , les melons , toutes ſortes de
fruits crus , les ſalades , les viandes
ſalées , les ragoûts , les pâtiſſeries ; &
cependant tout cela m'incommodoit.
Ainſi je ne fis plus de cas du proverbe ;
& convaincu de ſa fauſſeté, je choiſis
les vins & les viandes dont l'uſage convenoit à mon tempérament. J'en pro-
portionnois la quantité à la force de
mon eſtomac ; je m'accoutumai à me
paſſer des autres , & me fis une loi de
demeurer toujours ſur mon appétit ;
enſorte qu'il m'en reſtât toujours aſſez
après mes repas , pour manger encore

avec

avec plaiſir. Enfin je quittai entièrement
la débauche, & fis vœu de continuer
le reſte de ma vie le régime que j'obſerve. Heureuſe réſolution dont la per-
ſévérance m'a délivré de toutes mes infirmités, qui ſans elle étoient incurables !
Je n'avois point paſſé d'année ſans tom-
ber au moins une fois dans une grande
maladie, cela n'eſt plus arrivé depuis
ce tems-là : au contraire, j'ai toujours
été ſain depuis que j'ai été ſobre.

La nourriture que je prends étant d'une
qualité & d'une quantité juſtement ſuffi-
ſante pour me nourrir, n'engendre
point les mauvaiſes humeurs qui altérent
les meilleurs tempéramens. Il eſt vrai
qu'outre cette précaution, je n'en ai pas
négligé une infinité d'autres. J'ai fait
enſorte de me préſerver du grand froid
& du grand chaud. Je n'ai point fait

d'exercices violens ; je me suis exempté
des veilles, & abstenu des femmes ; je
n'ai point habité de lieux où l'on respire
un mauvais air, & j'ai toujours évité
avec un soin égal d'être exposé au grand
vent, & à l'excessive ardeur du soleil.
Tous ces ménagemens paroissent morale-
ment impossibles aux gens qui n'ont
point d'autres guides que leurs passions
dans le commerce du monde, & cependant ne sont point difficiles à pratiquer,
lorsqu'on est assez raisonnable pour
préférer la conservation de sa santé à
la volupté des sens & à la nécessité des
affaires.

Je me suis encore fort bien trouvé
de ne me point livrer au chagrin, en
chassant de mon esprit tout ce qui m'en
pouvoit causer. J'ai employé toutes les
forces de ma raison à modérer celles

des passions dont l'impétuosité décon-
certe souvent l'harmonie des corps les
mieux composés. Il est vrai que je n'ai
pas toujours été assez philosophe ni assez
prévoyant pour ne me pas trouver quelquefois dans quelqu'une des situations
que je voulois éviter ; mais ç'a été rarement , & le régime de la bouche qui est
le principal qu'on doit observer , m'a
garanti de toutes les suites fâcheuses
qu'auroient pu avoir mes petites irré-
gularités.

Il est certain que les passions ont moins
d'empire , & causent moins de désordre
dans un corps réglé par la diéte , que
dans un autre qui donne à sa bouche
tout ce qu'elle desire : Galien l'a dit
avant moi. Je ne manquerois pas d'auto-
rités pour soutenir cette opinion ; mais
je ne veux alléguer que mon expérience.

Il m'a été impossible de ne pas souffrir quelquefois le froid & le chaud, & de résister victorieusement à tous les sujets de chagrin qui ont traversé ma vie; cependant cela n'a point altéré ma santé, & je trouverois beaucoup de témoins, que bien des gens ont succombé à de moindres fatigues du corps, & à de moindres peines d'esprit.

Nous eûmes dans notre famille un procès de conséquence contre des particuliers dont le crédit prévalut sur notre bon droit. Un de mes freres & quelques-uns de mes parens, qui n'étant jamais incommodés des débauches, en faisoient fréquemment, ne purent résister au chagrin que leur causa la perte de ce procès : elle fut suivie de celle de leur vie. Je ne fus pas moins sensible qu'eux à l'injustice qu'on nous rendit, mais je n'en mourus pas, & j'attribue leur perte & mon salut à la différente manière dont nous vivions. Je fus dédommagé de cette disgrace par la consolation d'avoir pu m'empêcher d'y succomber, & je ne doutai plus que les passions ne fussent moins violentes dans un homme sobre que dans un qui ne l'est pas.

Je fis à soixante-dix ans une autre expérience de l'utilité de mon régime. Une affaire pressante m'ayant obligé d'aller à la campagne, les chevaux de mon équipage allerent plus vîte que je ne voulois ; animés par les coups de fouet, ils prirent le frein aux dents ; je versai & fus traîné assez loin, avant qu'on les pût arrêter. On me tira de mon carrosse la tête cassée, un bras & une jambe démis, enfin dans un état pitoyable. Dès qu'on m'eut reconduit chez moi , on envoya chercher les médecins , qui ne crurent pas que je puſſe vivre trois jours ; cependant ils réſolurent de me faire ſaigner , pour prévenir la fiévre qui ſuit ordinairement un accident ſemblable à celui qui m'étoic arrivé. J'étois ſi certain que la vie réglée que je menois depuis long-tems , m'avoit empêché de contracter des humeurs dont je duſſe craindre le mouvement , que je m'oppoſai à leur ordonnance. Je me fis panſer la tête , je me fis remettre le bras & la jambe , je ſouffris qu'on me frottât de quelques huiles ſpécifiques pour les contuſions ; & ſans autres re-medes , je fus bien-tôt guéri ; au grand étonnement des médecins & de tous ceux qui me connoiſſoient. J'infere de-là que la vie réglée eſt un excellent pré-ſervatif contre les maux qui arrivent naturellement, & que la débauche produit des effets contraires.

. Il y a environ quatre ans que je fus follicité puiffamment à faire une chofe qui penfa me coûter cher. Mes proches que j'aime, & qui ont pour moi une véritable tendreffe ; mes amis pour qui j'ai toujours eu de la complaifance ; enfin les médecins qui font ordinairement les oracles de la fanté, fe joignirent tous enfemble pour me perfuader que je mangeois trop peu, que la nourriture que je prenois n'étoit pas fuffifante dans un âge auffi avancé qu'étoit le mien, & que je ne devois pas feulement foutenir ma vie, mais qu'il falloit encore en augmenter la vigueur, en mangeant un peu plus que je ne faifois. J'eus beau leur repréfenter que la nature fe contente de peu, que ce peu m'ayant confervé depuis fi long-tems, cette habitude étoit paffée chez moi en nature ; qu'il étoit plus raifonnable que la chaleur naturelle diminuant à proportion que l'âge augmente, je diminuaffe auffi l'emploi que je donnois à mon eftomac.

Pour donner plus de force à mon opinion, je leur alléguois le proverbe qui dit : *Qui mange peu, mange beaucoup*, c'eft-à-dire, que pour avoir befoin plus long-tems de nourriture, il en faut prendre frugalement. Je leur difois auffi que ce qu'on laiffe du repas dont on mangeroit encore, nous fait plus de bien que ce que nous avons déjà mangé. Tout cela ne les perfuada pas. Laffé de leur opiniâtreté, je fus obligé de les fatisfaire. Ainfi ayant accoutumé de prendre en pain, foupe, jaunes-d'œufs

           &

& viandes, la pefanteur de douze onces,
j'augmentai ce poids jufqu'à quatorze ;
& buvant quatorze onces pefant de
vin , j'en augmentai la dofe jufqu'au
poids de feize.

Cette augmentation de nourriture me
fut fi funefte, que, de fort gai que
j'étois, je commençai à devenir trifte
& de mauvaife humeur ; tout me cha-
grinoit, je me mettois en colere pour
le moindre fujet, & l'on ne pouvoit
vivre avec moi. Au bout de douze jours
j'eus une furieufe colique qui me dura
vingt-quatre heures , à laquelle fuccéda
une fiévre continue qui me tourmenta
trente - cinq jours de fuite , & qui dans
les premiers m'agita fi cruellement, qu'il
me fut impoffible pendant tout ce tems-là
de dormir l'efpace d'un quart-d'heure.
Il ne faut pas demander fi l'on défef-

C

péra de ma vie , & fi l'on fe repentit du confeil qu'on m'avoit donné : on me crut plufieurs fois prêt à rendre l'ame; cependant je me tirai d'affaire , quoique je fuffe âgé de foixante-dix-huit ans , & que nous fuffions dans un hiver plus rude qu'il n'a coutume de l'être dans notre climat.

Rien ne me tira de ce péril , que le régime que j'obfervois depuis long-tems. Il m'avoit empêché de contracter les mauvaifes humeurs dont font acca-blées dans leur vieilleffes , les perfonnes qui n'ont pas la précaution de fe mé-nager quand ils font jeunes. Je ne me trouvai point le vieux levain de ces humeurs , & n'ayant à combattre que les nouvelles engendrées par cette petite augmentation d'alimens , je réfiftai & furmontai mon mal malgré toute fa violence.

On peut juger par cette maladie & par ma convalescence, ce que peuvent sur nous le régime qui me préserva de la mort, & la réplétion qui en si peu de jours me mit à l'extrémité. Il est probable que, l'ordre étant nécessaire pour la conservation de l'Univers, & notre vie corporelle n'étant autre chose qu'une harmonie, & une parfaite intelligence entre les qualités élémentaires dont nous sommes composés, nous ne pouvons long-tems exister en menant une vie déréglée, qui ne peut engendrer que de la corruption.

L'ordre est si utile qu'on ne sauroit trop l'observer en toutes choses. C'est par son moyen que nous arrivons à la perfection des arts; c'est lui qui nous facilite l'acquisition des sciences. Il rend les armées victorieuses, il entretient la

police dans les Villes , & la concorde
dans les familles , il rend les états flo-
riſſans , enfin il eſt le ſoutien & le
conſervateur de la vie civile & naturelle , & le meilleur remede qu'on puiſſe
apporter à tous les maux généraux &
particuliers.

Quand un médecin déſintéreſſé va
voir un malade , qu'il ſe ſouvienne de
lui recommander la diéte ; qu'il ordonne
ſur-tout le régime au convaleſcent. Il eſt
certain que , ſi tout le monde vivoit
réglément & frugalement , il y auroit ſi
peu d'infirmes , qu'on n'auroit preſque
point beſoin de remédes. On ſeroit ſoi-
même ſon médecin , & l'on ſeroit convaincu qu'on n'en peut avoir un meilleur.
On a beau étudier le tempérament d'un
homme ; chacun , s'il veut s'y appliquer , connoîtra toujours mieux le ſien

que celui d'un autre ; chacun fera une infinité d'expériences qu'on ne peut faire pour lui , & jugera mieux que perſonne de la force de ſon eſtomac , & des alimens qui lui conviennent. Car , encore une-fois , il eſt preſqu'impoſſible de bien connoître le tempérament d'autrui , les conſtitutions des hommes étant auſſi différentes que leurs viſages.

Qui croiroit que le vin vieux m'eſt nuiſible , & que le nouveau m'eſt ſalutaire ? que des choſes que l'on croit échauffantes , me raffraîchiſſent & me fortifient ? Quel médecin m'auroit fait remarquer ces effets ſi peu communs dans la plûpart des corps , & ſi contraires à l'opinion vulgaire , puiſque j'ai eu tant de peine à en découvrir les cauſes après une infinité d'expériences ?

L'homme ne pouvant donc avoir de

meilleur médecin qne foi-même ; ni de préfervatif plus fouverain que le régime, chacuu devroit fuivre mon exemple ; c'eft-à-dire, s'appliquer à fe connoître, & régler fa vie au niveau de la raifon.

Je ne difconviens pas qu'un médecin ne foit quelquefois néceffaire. Il y a des maux dônt la précaution échappe à la prudence humaine. Il arrive des accidens qu'on ne peut éviter, & qui nous accablent de telle manière, qu'ils ôtent à notre jugement la liberté qu'il faut qu'il ait pour nous foulager. Alors c'eft être fou que de fe fier entièrement à la nature : il faut lui aider, il faut avoir recours à quelqu'un.

Si la préfence d'un ami qui vient voir un malade pour lui témoigner la part qu'il prend à fon mal, le confole & le réjouit autant qu'un homme qui fouffre en eft capable ; à plus forte raifon la vifite d'un médecin doit être agréable, étant un ami dont les confeils & les foins nous font efpérer le prompt retour de notre fanté. Mais pour entretenir cette fanté, il ne faut point d'autres fecours que la vie fobre & réglée. C'eft une médecine fpécifique & naturelle qui conferve l'homme, quelque délicat qu'il foit, & le fait vivre jufqu'à plus de cent ans, lui épargne les douleurs d'une diffolution forcée, le laiffe mourir doucement quand l'humide radical eft confumé, qui enfin a les propriétés qu'on s'imagine dans l'or potable & dans l'élixir que bien des gens cherchent inutilement.

Mais malheureufement la plûpart des hommes fe laiffent féduire par les charmes de la volupté. Ils n'ont pas

la force de manquer de complaifance
pour leurs appétits ; convaincus par leurs
préjugés , qu'ils ne peuvent s'empêcher
de les fatisfaire fans qu'il en coûte trop
à leurs plaifirs , ils fe font des fyftêmes
pour fe perfuader qu'il vaut mieux vivre
dix ans de moins , que de fe contraindre
& fe priver de tout ce qui s'offre à leur
convoitife.

Hélas ! ils ne connoiffent pas le prix
de dix années d'une vie faine dans un
âge où l'homme peut jouir de toute fa
raifon & profiter de toutes fes expériences , dans un âge où l'homme peut
paroître véritablement homme par fa
fageffe & par fa conduite, enfin dans
un tems où il eft en état de recueillir
les fruits de fes études & de fes travaux.

Pour ne parler que des fciences , il
eft certain que les meilleurs livres que

nous avons, ont été composés dans ces dix dernières années que les débauchés méprisent ; & que les esprits se perfectionnant à mesure que les corps vieillissent, les sciences & les arts auroient beaucoup perdu, si tous les grands-hommes qui en ont fait profession, avoient abrégé leurs jours de dix ans. Pour moi, je juge à propos de reculer autant que je pourrai le terme fatal du tombeau. Si je n'avois pas été de ce sentiment, je n'aurois pas achevé plusieurs ouvrages qui feront plaisir & seront utiles à ma postérité.

Les gens sensuels disent encore que la vie réglée est impossible à pratiquer. Je leur réponds à cela, que Galien, qui fut un si grand homme, la choisit pour lui - même, & la conseilla comme la meilleure. Platon, Cicéron, Isocrate,

& quantité d'hommes illuſtres des ſiécles paſſés, l'embraſſerent ; & de notre tems le pape Paul Farneze, le cardinal Bembe, & deux de nos Doges, Lando & Donato, l'ont pratiquée & ſont parvenus à une extrême vieilleſſe. J'en pourrois citer encore d'autres d'une moindre naiſſance, que j'ai connus ; mais l'ayant moi-même obſervée, je ne puis, ce me ſemble, alléguer un exemple plus convainquant, qu'elle n'eſt pas impraticable ; & que la plus grande peine qu'elle fait, eſt de s'y réſoudre & de la commencer.

On m'objectera que Platon, tout ſobre qu'il étoit, n'a pas laiſſé de dire qu'un homme dévoué au gouvernement de ſa république, a peine à mener une vie parfaitement réglée, étant ſouvent obligé, pour le ſervice de l'état, de s'expoſer aux rigueurs du tems, aux fatigues des voyages , à manger ce qu'on trouve. Cela eſt vrai ; mais je ſoutiens que ce ne ſont pas des choſes ſuffiſantes pour faire mourir , quand celui qui s'y trouve obligé , a coutume de man- ger frugalement. Il n'y a point d'homme, en quelque paſſe qu'il ſoit , qui ne puiſſe s'empêcher de trop manger , & qui ne doive ſe garantir des maux que cauſe la replétion. Ceux qui ſont chargés de la direction des affaires publiques , y ſont même plus obligés que les autres. Où il n'y va point de la gloire de leur patrie , il ne leur eſt pas permis de ſe ſa- crifier ; ils doivent ſe conſerver pour la ſervir , & s'ils ſuivent ma méthode , il eſt certain qu'ils ſe garantiroient des maladies que le chaud , le froid , la fatigue leur pourroient cauſer , ou que s'ils en ſont incommodés , ils ne le ſe- ront que légèrement.

On pourroit m'objecter encore que tel qui se nourrit comme un malade étant sain, doit être embarrassé de sa nourriture, lorsqu'il lui survient quelque maladie. A cela je dirai, que la nature qui conserve tant qu'elle peut tout ce qui a l'être, nous apprend elle-même comment nous devons nous gouverner en ces tems-là. Elle commence par nous ôter tout-à-fait l'appétit, afin que nous mangions très-peu ou point du tout. Que le malade ait été jusqu'alors sobre ou déréglé, il ne doit user que d'alimens propres à l'état où il se trouve, comme de boullions, de gelée, de cordiaux, de tisanes, &c. Lorsque sa convalescence lui permet une nourriture plus solide, il doit en prendre encore moins qu'il n'avoit coutume avant sa maladie, & malgré son appétit, mê-

nager les forces de son estomac jusqu'à
sa parfaite guérison. S'il faisoit autrement, il surchargeroit la nature, &
retomberoit infailliblement dans le péril d'où il sort. Mais outre cela, je ne
crains point de dire, que celui qui observe
une vie frugale & réglée ne sçauroit être
malade, ou ne peut le devenir que
fort rarement, & pour peu de tems.
Cette conduite nous préserve des humeurs qui causent nos infirmités ; elle
nous garantit par conséquent des maux
qu'elles engendrent : le défaut de la
cause empêche physiquement la pro-
duction de l'effet, & l'effet ne peut
être dangéreux, quand la cause est
foible & légère.

Puisque la sobriété sert de frein aux
passions, qu'elle conserve notre santé,
qu'elle est aussi sainte qu'utile, ne

devroit-elle pas être suivie & embraſſée par tous les hommes ? L'amour-propre bien entendu nous la conſeille : elle n'eſt ni impoſſible ni difficile , & la manière, dont je vis n'en doit rebuter perſonne ; car je ne prétends pas perſuader que tout le monde ſoit obligé de manger, auſſi peu que moi , ou ſe prive de bien des choſes dont je n'uſe point. Je mange très-peu , parce que mon eſtomac eſt délicat, & je m'abſtiens de certains mets, parce qu'ils me ſont contraires. Ceux à qui ils ne nuiſent pas, ne ſont point obligés de s'en priver : il leur eſt permis de s'en ſervir , mais ils doivent s'abſtenir de manger trop de ce qui leur eſt bon , parce qu'il leur divient pernicieux, quand l'eſtomac ſurchargé ne peut le digérer facilement. Enfin celui à qui rien ne fait mal , n'a pas beſoin d'examiner la qualité des alimens : il faut seulement qu'il s'obſerve ſur la quantité qu'il en prend.

Il eſt inutile qu'on me diſe qu'il ſe trouve des gens qui, ne ſe refuſant rien, vivent cependant ſans infirmités auſſi long-tems que les plus ſobres. Cela eſt rare, incertain, dangereux, & pour ainſi dire miraculeux. Les exemples qu'on en a, ne juſtifient point la conduite des perſonnes qui comptent ſur un pareil bonheur, & qui ſont ordinairement les dupes de leur bonne conſtitution. Il eſt plus ſûr qu'un vieillard infirme vive long-tems en obſervant un bon régime, qu'un jeune homme vigoureux & ſain qui fait toujours bonne chere.

Cependant il eſt certain qu'un bonne complexion, entretenue par une vie réglée, menera son homme plus loin qu'une autre moins forte & ménagée avec un soin égal. Dieu & la nature peuvent faire des corps assez robustes, pour être à l'épreuvé de tout ce qui nous est contraire, comme j'ai vu à Venise le procurateur *Thomas Contarini*, & à Padoue le chevalier *Antonio Capo-di-Vaca* : mais entre mille, à peine s'en trouve-t-il un comme ceux-là. Tous les autres qui voudront vivre long-tems & sainement, mourir sans agonie & par pure dissolution, qui voudront enfin jouir des avantages d'une heureuse vieillesse, n'en viendront jamais à bout sans la sobriété.

Elle seule entretient le tempérament sans altération ; elle n'engendre que des humeurs douces & bénignes, qui n'envoyant point de vapeurs au cerveau,

laissent

taillent à l'esprit le parfait usage des
organes, & ne l'empêchent point de
s'élever de la contemplation des mer-
veilles de l'univers, à la considération de
la puissance de son Créateur. L'homme
ne peut profiter du plaisir infini de ces
belles réflexions, quand sa tête est remplie des vapeurs du vin & des viandes.
Sont-elles dissipées ? il comprend aisément, il remarque, il discerne mille
choses agréables, qu'il n'auroit jamais
ni connues, ni comprises dans un
autre état. Il peut connoître alors la
fausseté des plaisirs que la volupté pro-
met, les biens réels dont la vertu nous
comble, & le malheur de ceux qu'une
fatale illusion rend idolâtres de leurs
passions.

Les trois plus dangereuses sont le
plaisir du goût, la recherche des hon-

D

neurs, la poſſeſſion des richeſſes. Ces
deſirs s'augmentent avec l'âge dans les
vieillards, qui ayant toujours mené une
vie déréglée ont laiſſé prendre racine
à leurs paſſions dans la jeuneſſe & dans
l'âge viril. L'homme ſage n'attend pas
ſi tard à ſe corriger : il entreprend de
bonne heure une guerre contre ſes paſſions, dont on n'obtient la victoire qu'a-
près pluſieurs combats ; & la vertu qu'il
fait triompher, le couronne lui-même
à ſon tour, en lui attirant les faveurs
du ciel & l'eſtime de tout le monde.

Se voit-il prêt de payer le tribut qu'il
doit à la nature ? Plein de reconnoiſſance
des graces qu'il a déjà reçues de Dieu,
il en eſpére encore de ſa miſéricorde :
il n'eſt point effrayé des ſupplices éter-
nels que méritent ceux qui par leurs
débauches attentent ſur leur propre vie ;

il meurt fans regret, parce qu'il ne peut pas toujours vivre ; il fe fait une raifon qui adoucit l'amertume de cette fâcheufe néceffité ; enfin il quitte le monde généreufement, lorfqu'un grand nombre d'heureufes années l'ont laiffé jouir affez long-tems de fa vertu & de fa réputation, & qu'il confidere que de plufieurs milliers d'hommes, à peine s'en trouve-t-il un feul ; qui, vivant autrement qu'il n'a fait, refte fi long-tems fur la terre.

Il fe confole d'autant plus aifément, que cette féparation fe fait fans violence, fans douleur, fans fiévre ; il finit doucement à mefure que finit l'humide radical ; il s'éteint comme une lampe qui n'a plus d'huile ; & fans délire & fans convulfions, il paffe de cette vie périffable, à celle dont l'éternelle félicité eft la récompenfe des gens de bien.

D 2

O sainte & heureuse vie réglée, que tu es digne d'estime, & que tu mérites d'être préférée à celle qui t'est contraire! Il ne faut que réfléchir aux différens effets de l'une & de l'autre pour connoître quels sont tes avantages, quoiqu'il semble que ton nom seul devroit suffire pour t'attirer la préférence que tu mérites. Les syllabes qui composent *vie réglée*, *sobriété*, n'ont - elles pas une signification & un son plus agréables que *gourmandise* & *crapule* ? J'y trouve autant de différence, qu'entre le nom d'*Ange* & celui de *Diable*.

J'ai expliqué les raisons qui me firent quitter la débauche & qui me déterminerent à la sobriété : j'ai dit la manière dont je la pratique, l'avantage que j'en retire, & l'utilité qu'elle apporte à tous ceux qui en font profession. Je veux parler préfentement aux perfonnes qui s'imaginent qu'il n'eft point avantageux de parvenir à la vieilleffe, parce qu'elles croyent que paffé foixante-dix ans la vie n'eft que langueur, infirmité, mifère. Je commence par les affurer qu'ils fe trompent, & que je trouve l'âge où je fuis, quoique bien plus avancé, le plus agréable & le plus beau de ma vie.

Pour fçavoir fi j'ai raifon, il faut examiner comment j'emploie le tems, quels font mes plaifirs & mes occupations ordinaires, & en prendre à témoin tous ceux qui me connoiffent. Ils certifieront unanimement, que la vie que je mene n'eft pas une vie morte ou languiffante, mais une vie auffi heureufe qu'on la puiffe fouhaiter en ce monde.

Ils diront que ma vigueur eft encore

affez grande à quatre - vingt - trois ans
pour monter feul à cheval fans avantage ;
que non-feulement je defcends hardiment,
un efcalier, mais encore une montagne,
toute entière de mon pied ; que je fuis
toujours gai, toujours content, toujours
de belle humeur, nourriffant intérieure-
ment une heureufe paix, dont la douceur
& la férénité paroiffent en tout tems
fur mon vifage.

Ils fçavent outre cela qu'il ne tient,
qu'à moi de paffer fort agréablement,
le tems, n'ayant rien qui m'empêche
de goûter tous les plaifirs d'une honnête fociété avec plufieurs perfonnes
d'efprit & de mérite. Quand je veux
être fans compagnie, je lis de bons
livres que je quitte quelquefois pour
écrire, cherchant toujours l'occafion
d'être utile au public, & de rendre

fervice au particulier autant qu'il m'eft poffible. Je fais tout cela fans peine, & dans les tems qne je deftine à ces occupations.

Je loge dans une maifon, qui, outre qu'elle eft bâtie dans le plus beau quartier de Padoue, peut être confidérée comme une des plus commodes de cette ville. Je m'y fuis fait des appartemens pour l'hiver & pour l'été : ils me fervent d'afyle contre le grand chaud & contre le grand froid. Je me promene dans mes jardins, le long de mes canaux & de mes efpaliers, où je trouve toujours quelque petite chofe à faire qui m'occupe & me divertit.

Je paffe les mois d'Avril, de Mai, de Septembre & d'Octobre à ma maifon de Campagne. Elle eft dans la plus belle fituation qu'on fe puiffe imaginer;

l'air y est bon ; les avenues en sont belles ; les jardins magnifiques ; les eaux claires & abondantes, & cette demeure peut passer pour un séjour charmant. Quand j'y suis, je prends quelquefois le divertissement de la chasse, mais d'une chasse qui convient à mon âge, comme celle du chien couchant & des bassets.

Je vais quelquefois me promener de mon pied à mon village, dont toutes les rues aboutissent à une grande place, au milieu de laquelle est une église assez propre, & assez spacieuse pour l'étendue de la paroisse.

Ce village est traversé d'une petite rivière, & son territoire est embelli de tous côtés, de champs fertiles & très bien cultivés, y ayant à présent un nombre considérable d'habitans. Cela n'étoit pas ainsi autrefois ; c'étoit un

lieu

lieu marécageux, où l'on respiroit un air si mauvais, que ce séjour étoit moins propre aux hommes qu'aux grenouilles & aux crapaux. Je m'avisai d'en saigner le terrein, ensorte qu'étant desséché, & l'air y étant devenu meilleur, il s'y est établi plusieurs familles qui y ont fort peuplé ce lieu, où je puis dire que j'ai donné au Seigneur un temple, des autels, & des cœurs pour l'adorer : Réflexion qui me fait un extrême plaisir toutes les fois que j'y pense.

Je vais quelquefois rendre visite à mes amis dans les villes voisines : ils me procurent la connoissance des habiles gens qui s'y trouvent. Je m'entretiens avec eux d'architecture, de peinture, de sculpture, de mathématique, d'agriculture. Ce sont des sciences

E

50   CONSEILS

pour lesquelles j'ai eu toute ma vie
une inclination d'autant plus facile à
contenter, qu'elles sont fort en règne
dans mon siécle.

Je vois avec curiosité les ouvrages
nouveaux ; je me fais un nouveau plaisir de revoir ceux que j'ai déjà vûs,
& j'apprends toujours quelque chose
que je suis bien aise de savoir.

Je visite les édifices publics, les
palais, les jardins, les antiquités, les
places, les églises, les fortifications,
n'oubliant aucun endroit où je puisse
contenter ma curiosité, ou acquérir
quelque nouvelle connoissance.

Ce qui me charme le plus dans mes
petits voyages, ce sont les diverses pers-
pectives des lieux par où je passe. Les
plaines, les montagnes, les ruisseaux,
les châteaux, les villages, sont autant

d'objets qui s'offrent agréablement à mes yeux : tous ces différents points de vûe m'enchantent.

Enfin les plaisirs que je prends ne sont point imparfaits par la foiblesse des organes. Je vois & j'entends auffi bien que j'aye jamais fait : tous mes sens font auffi libres, & auffi complets qu'ils ayent jamais été, particulièrement le goût que j'ai meilleur avec le peu que je mange à préfent, que je ne l'avois lorfque j'étois efclave des voluptés de la table.

Le changement de lit ne m'empêche point de dormir ; je dors par-tout tranquillement, &, fi je rêve, je ne fais que des fonges agréables.

Je vois avec une extrême fatisfaction la fin d'un travail fi important à cet État, qui a rendu fertiles tant de lieux

Jufqu'alors incultes & inutiles : chofe
que je n'efpérois point de voir achevée,
fçachant combien les Républiques ont
de peine à commencer & à continuer
des entreprifes d'une fi grande dépenfe,
& fi difficiles à exécuter. J'ai été fur
les lieux pendant deux mois avec les
Commiffaires qui ont eu l'infpection
de ces travaux , & cela pendant les
plus grandes chaleurs de l'Été : cependant, grâce au régime, mon unique
préfervatif , le mauvais air des marais,
ni la fatigue ne m'ont point incommodé.

Voilà quelles font les occupations &
les plaifirs de ma vieilleffe, qui eft,
Dieu merci , délivrée des troubles de
l'ame, & des infirmités du corps, dont
font accablés tant de pauvres vieillards
caterreux & caducs , & tant de jeunes
gens qui font pitié.

Il m'est permis de citer des bagatelles en traitant un sujet comme celui-ci, je dirai qu'à l'âge de quatre-vingt-
trois ans, la vie sobre m'a conservé assez
de liberté d'esprit, & assez de gaieté,
pour composer une Piéce de théâtre,
qui, sans choquer les bonnes mœurs,
est fort divertissante. La Comédie est
ordinairement un fruit du jeune âge,
comme la Tragédie en est un de la
vieillesse ; celle-ci ayant plus de rapport
par son sérieux à l'âge mûr, & l'autre
étant par son enjouement plus conforme
à l'adolescence. Si l'Antiquité a donné
tant de louanges, & tant admiré un
Poëte Grec (1), pour avoir à soixante-
treize ans composé une Tragédie, qui
est un poëme grave & sérieux ; suis-je
moins digne d'admiration, & doit-on

(1) Sophocle.

me trouve moins heureux d'avoir composé une Comédie, qui est une pièce
réjouissante, ayant dix ans plus que
n'avoit cet auteur ? Je suis certain qu'a-
vec les dix années qu'il avoit de moins,
il n'étoit ni en meilleure santé, ni de
meilleure humeur que moi.

Enfin, pour comble de bonheur, je
me vois, pour ainsi dire, immortaliser
& renaître par le grand nombre de
mes descendans. Je n'en trouve pas seulement deux ou trois, quand je rentre
chez moi ; cela va jusqu'à onze petits
fils, dont l'aîné est âgé de dix - huit
ans, & le plus jeune de deux ; tous
enfans d'un même pere & d'une même
mere, tous sains, tous bien faits &
d'une belle espérance. Je m'amuse à
badiner avec les cadets, les enfans depuis trois jusqu'à cinq ans étant ordi-

rement de petits bouffons affez divertiffans. Ceux qui font plus âgés me tiennent meilleure compagnie ; je les fais fouvent chanter & jouer des inftrumens ; je me mêle quelquefois dans leurs concerts, & j'ofe dire que je chante, & que je foutiens ma voix mieux que je n'ai jamais fait.

Cela s'appelle-t-il une vieilleffe incommode & caduque, comme difent ceux qui prétendent qu'on ne vit plus qu'à demi après 70 ans ? Ils me croiront, s'ils voulent ; mais en vérité je ne changerois pas d'âge & de vie contre la plus floriffante jeuneffe qui ne refufe rien à fes fens, étant fûr qu'elle eft fujette à une infinité de maux qui lui peuvent caufer la mort.

Je me fouviens de toutes les folies que je faifois dans ma jeuneffe, j'en connois parfaitement le danger & l'imprudence. Je sais avec quelle rapidité les jeunes gens sont entraînés par leurs passions, & combien ils présument de leurs forces. Il semble qu'ils ayent de bons garants de la durée de leur vie; ils s'exposent témérairement à la perdre, comme si elle leur étoit à charge; ils donnent tête baissée dans tout ce que la concupiscence leur inspire; il faut qu'ils se contentent, à quelque prix que ce soit, sans s'appercevoir qu'ils grossissent continuellement un levain d'infirmités qui leur doit faire des jours malheureux, & avancer l'heure de leur mort.

De ces deux choses, l'une est cruelle, l'autre est horrible & insupportable à tous les hommes sensuels, particulièrement aux jeunes gens qui pensent avoir

plús de droit à la vie que les autres
& aux libertins qui ne font point affez
aveuglés pour fe flatter que Dieu laiffera
le vice impuni.

Pour moi , grace au ciel , je me
trouve exempt des juftes frayeurs qui
doivent les allarmer , lorfqu'ils font
capables de réflexion. En premier lieu ,
je fuis affuré que je ne tomberai point
malade , parce que j'ai foin de prévenir les infirmités par la diéte. Secon-
dement , l'âge qui m'approche de la
mort , m'apprend à me réfoudre fans
peine à une chofe inévitable , de laquelle
il n'y a jamais eu d'homme qui ait
pu fe garantir. C'eft une folie de craindre
ce qu'on ne peut éviter ; mais j'efpére,
lorfque j'en ferai là , que les mérites
de Jefus-Chrift ne me feront pas inutiles ; & cependant fi je conviens que

je dois mourir, je ne laisse pas d'être persuadé que ce ne sera de long-tems, étant certain que cet anéantissement ne sauroit arriver que par la consommation de l'humide radical usé par la vieillesse.

La vie réglée que j'observe ne laisse à la mort que cet unique moyen de me détruire. Les humeurs de mon corps ne peuvent me faire plus de mal, que m'en firent les qualités élémentaires qui régnoient dans la nature lors de ma naissance. Je ne suis pas assez stupide pour ne pas comprendre qu'ayant eu un commencement, je dois avoir une fin ; mais puisqu'il faut mourir, la mort la moins terrible est sans doute celle qui arrive par la dissolution naturelle des parties qui nous composent. La nature ayant elle-même formé les nœuds de notre vie, peut auſſi les délier avec moins de peine, & attendre plus tard à faire cet office, que les maladies qui des rompent avec violence, & qui ne peuvent nous arriver que par des cauſes étrangères, puiſque rien n'eſt plus contraire à la nature que ce qui contribue à nous détruire.

Lorſqu'on approche de ſa fin, on ſent peu à peu diminuer ſes forces; les organes & toutes nos facultés s'affoibliſſent. On ne ſçauroit plus marcher, on a peine à parler; le jugement & la mémoire baiſſent, on devient aveugle, ſourd, voûté, enfin on voit que la machine s'uſe par-tout. Dieu merci, je ne ſuis pas encore en cet état : je dois me flatter au contraire que mon ame ſe trouve ſi bien dans mon corps, où elle ne rencontre que paix, union

& concorde (malgré les qualités différentes des humeurs qui nous composent,
& les diverses inclinations que produisent
les sens) & qu'elle ne voudra pas sitôt
s'en séparer, & qu'il sera besoin de
beaucoup de tems pour l'y résoudre.

Enfin je suis assuré que j'ai encore
plusieurs années à vivre en santé, &
que je jouirai long-tems de la douceur
d'être au monde, qui certainement est
bien agréable, lorsqu'on en sait profiter. J'espére d'en trouver encore plus
dans l'autre vie, & j'aurai toutes ces
obligations aux vertus du régime à
qui je dois la victoire que j'ai remportée
sur mes passions. Il n'y a personne qui
ne puisse espérer le même bonheur s'il
veut vivre comme j'ai vécu.

La vie sobre étant donc si heureuse,
son nom si beau, sa possession si utile,

l ne me reste plus, après tout ce que j'ai
dit, que de conjurer tous les hommes,
pour l'amour d'eux mêmes, de mettre
à profit un tréfor de vie, qui étant ici-
bas le plus précieux de tous les biens,
mérite qu'on le cherche quand on ne l'a
pas, & qu'on le conserve quand on l'a.

C'est cette divine Sobriété, toujours
agréable à Dieu, toujours amie de la
nature. Elle est fille de la raison, sœur
de toutes les vertus, compagne de la
tempérance; toujours gaie, toujours
modeste, toujours sage & réglée dans
ses opérations. Elle est la racine de la
vie, de la joie, de la santé, de l'industrie, & de tout ce qui est digne de
l'occupation d'un esprit bien fait. Elle a
pour appui les loix naturelles & divines.
Lorsqu'elle régne, la réplétion, les
désordres, les mauvaises habitudes, les

humeurs fuperflues, les indigeſtions, les
fiévres, les douleurs, les appréhenſions
de la mort, ne mêlent point de dégoût
ni d'amertume à nos plaiſirs.

Sa félicité nous invite à l'acquérir,
ſa beauté nous y doit engager. Elle nous
offre la durée de notre être mortel; elle
eſt la fidelle gardienne de la vie de
l'homme riche ou pauvre, vieux ou
jeune, de quelque ſexe qu'il puiſſe être.
Elle apprend au riche à ne point abuſer
de ſon opulence, au pauvre à ſouffrir
patiemment les incommodités de la
pauvreté, à l'homme la ſageſſe, à la
femme la chaſteté, aux vieillards le
ſecret d'éloigner la mort, aux jeunes
gens le moyen de jouir long-temps de
la vie. Elle décraſſe la rouille des ſens,
rend le corps vigoureux, l'eſprit net,
l'ame belle, la mémoire heureuſe, les

mouvemens libres, les actions justes. C'est par elle que l'esprit, se dégageant de la matière, jouit d'une plus grande liberté, & que le sang coule doucement dans les veines, sans rencontrer d'obstacle à sa circulation. C'est par elle enfin que toutes les puissances du corps & de l'ame s'entretiennent dans une parfaite union, que rien ne peut déconcerter que son contraire.

O sainte & salutaire Sobriété! puissant secours de la nature! nourrice de la vie! véritable médecine du corps & de l'ame! Combien l'homme doit-il te donner de louanges, & sentir de reconnoissance de tes bienfaits, puisque tu lui fournis des moyens de gagner le ciel, & de conserver sur la terre sa vie & sa santé!

Mais n'ayant pas dessein de faire un plus long panégyrique de cette vertu,

je finis & veux encore être sobre sur
cette matière, non pas parce que j'en
ai assez dit, mais, afin d'en dire une
autre fois davantage.

SECOND

SECOND DISCOURS.

De la manière de corriger un mauvais Tempérament.

PLUSIEURS personnes dont la foible constitut[illegible] d'un grand ménagement, [illegible] bien trouvées de ce que j[illegible] Sobriété ; l'expérience qu'elles ont fait de l'utilité de mes conseils, & la reconnoissance qu'elles en ont, m'encouragent à reprendre la plume, pour persuader ceux que les excès n'incommodent point, qu'ils ont tort de se confier en la force de leur tempérament.

Quelque bien composé qu'il soit, il ne tient bon que jusqu'à un certain

F

âge : ces gens-là ordinairement n'ont pas atteint soixante ans, qu'ils tombent tout-à-coup, & se sentent accablés de diverses maladies. Les uns deviennent goutteux, hydropiques, caterreux : les autres sont sujets aux coliques, à la pierre, aux hémorrhoïdes enfin à une infinité de maux qui ne leur arriveroient point, s'ils avoient eû la précaution de se conserver dans leur jeunesse. S'ils meurent infirmes à quatre-vingt ans ; ils auroient vécu sains jusqu'à cent, & auroient fourni la carrière que la nature a ouverte à tous les hommes.

Il est croyable que cette mere commune souhaite que tous ses enfans vivent du moins un siécle entier ; & puisque plusieurs d'entr'eux ont été jusques-là, pourquoi les autres ne seroient-il pas en droit d'espérer le même avantage ?

Je ne disconviens pas que nous ne soyons sujets aux influences des astres qui président à notre naissance. Leurs aspects bons ou mauvais affoiblissent les ressorts de notre vie ; mais l'homme étant doué de jugement & de raison, doit réparer, par une sage conduite, le tort que lui fait son étoile ; il peut prolonger ses jours par le moyen de la sobriété, aussi long-tems que s'il étoit né fort robuste & fort vigoureux. La prudence prévient & corrige la malignité des planettes ; elles nous donnent de certaines inclinations ; elles nous portent à certaines choses, mais elles ne nous y forcent pas ; nous pouvons leur résister, & c'est en ce sens-là que le sage est au-dessus des astres.

Je suis né fort bilieux, & par conséquent fort prompt ; je m'emportois

autrefois pour le moindre sujet, je
brusquois tout le monde, & j'étois si
insupportable, que beaucoup d'honnêtes
gens évitoient de me fréquenter. Je m'apperçus du tort que je me faisois ; je
connus que la colere est une véritable
folie, qu'elle nous trouble le jugement,
qu'elle nous emporte hors de nous-même,
& que la seule différence entre un homme
qu'elle possède & un fou furieux, est
que celui-ci a perdu l'esprit pour toujours, & que l'autre ne le perd que
par intervalles. La vie sobre m'a guéri
de cette frénésie ; par son secours je
suis devenu si modéré & tellement maître
de cette passion, qu'on ne s'apperçoit
plus qu'elle soit née avec moi.

On peut de même, avec la raison &
la vie réglée, corriger un mauvais tempérament, & malgré la délicatesse de sa

complexion, vivre long-tems en bonne
santé. Je ne pouvois passer quarante ans,
si j'avois suivi toutes mes inclinations ;
cependant me voici dans ma quatre-vingt-
sixiéme année. Si les longues & dangereuses maladies que j'ai eues dans ma
jeunesse m'avoient pas consumé beaucoup de l'humide radical, dont la perte
est irréparable, je serois assuré d'achever
le siécle de ma vie ; mais si je ne m'en
flatte pas tout-à-fait, je trouve que c'est
toujours beaucoup d'avoir vécu quarante-
six ans plus que je ne devois espérer de
vivre, & que dans ma vieillesse ma
constitution soit encore si parfaite, que
non seulement mes dents, ma voix,
ma mémoire & mon cœur, soient à
présent ce qu'ils étoient dans les plus
belles années de mon adolescence, mais
encore que mon jugement n'ait rien
perdu de sa netteté ni de sa force.

Je suis persuadé que cela vient de la diminution que je fais des alimens à mesure que je vieillis. L'expérience que les enfans ont plus d'appétit & ressentent plus souvent la faim que les hommes formés, nous doit faire comprendre que dans une âge avancé nous avons moins besoin de nourriture que dans le commencement de notre vie. Un homme extrêmement vieux ne sauroit quasi plus manger, parce qu'il ne peut guère digérer ; peu de nourriture lui suffit : un jaune d'œuf le rassasie. Je me réglerai sur cela à la fin de mes jours, espérant par cette conduite de mourir sans violence ni douleur, & ne doutant point que ceux qui m'imiteront ne finissent par une mort aussi douce, puisque nous sommes tous d'une même espèce, & composés les uns comme les autres

Rien n'étant donc plus avantageux à l'homme sur la terre que d'y rester long-tems ; il est obligé de conserver sa santé autant qu'il lui est possible, & c'est ce qu'il ne peut faire que par la sobriété. Véritablement il y a des gens qui boivent & mangent beaucoup ; & qui ne laissent pas de vivre un siécle : leur exemple fait que d'autres se flattent d'aller aussi loin qu'eux, sans avoir besoin de se contraindre. Ils ont tort, par deux raisons. La première, c'est qu'entre mille à peine s'en trouve-t-il un d'une si bonne constitution. La seconde, c'est qu'ordinairement la vie de ces gens-là se termine par des maladies qui les font beaucoup souffrir en mourant ; ce qui n'arrivera point à ceux qui se gouverneront comme je fais. On risque de ne pas atteindre cinquante ans, pour n'oser

entreprendre une vie réglée, qui n'est
point impoſſible, puiſque je la pratique,
que bien des gens l'ont obſervée & l'ob-
ſervent actuellement ; & l'on eſt inſen-
ſiblement homicide de ſoi-même, parce
qu'on ne peut ſe mettre dans l'eſprit
que malgré le faux attrait de la volupté ;
l'homme ſage ne doit point trouver
difficile l'exécution de ce que la raiſon
lui conſeille:

Elle nous dira, ſi nous l'écoutons,
qu'un bon régime eſt néceſſaire pour
vivre long-tems ; & qu'il conſiſte en
deux choſes, la qualité & la quantité.
La qualité, à ne point uſer d'alimens
contraires à notre eſtomac. La quantité,
à n'en pas prendre plus qu'il en faut
pour une facile digeſtion.

Notre expérience nous doit régler
ſur ces deux principes, lorſque nous
ſommes

sommes parvenus à quarante, à cinquante ans, au plus tard à soixante.
Celui qui met en pratique la connoissance
de ce qui lui est bon, & qui continue
une vie frugale, entretient les humeurs
dans un parfait tempérament, & leur
ôte toute occasion de s'altérer, quoiqu'il souffre le froid & le chaud, qu'il
fatigue, qu'il veille, à moins que ce
ne soit par excès. Cela étant, n'est-on
pas obligé de vivre sobrement ? & ne
doit-on pas se délivrer de l'appréhension
de succomber à la moindre intempérie
de l'air, & à la moindre fatigue, qui
nous rendent malades, pour peu qu'il
y ait de disposition ?

Il est vrai que les plus sobres peuvent être incommodés quelquefois, lorsqu'ils sont inévitablement obligés de
s'écarter de la régle qu'ils ont accou-

G

tumé d'observer ; mais enfin ils font
sûrs que leurs maux ne durent tout au
plus que deux ou trois jours ; encore ne
peuvent-ils avoir de fièvre. La laſſitude
& l'épuiſement font aiſément réparés
par le repos & par la bonne nourriture ;
l'inclémence des aſtres ne ſauroit mettre
en mouvement les humeurs malignes de
ceux qui n'en ont point. Les maux que
produiſent les excès de la bouche ont une
cauſe intérieure , & peuvent être dangereux ; mais ceux qui n'ont point
d'autre origine que les influences du
ciel , n'agiſſant qu'extérieurement , ne
ſauroient faire de grands déſordres.

Il ſe trouve des gens de bonne chere
qui ſoutiennent que tout ce qu'ils mangent les incommode ſi peu , qu'ils ne
ſe ſont point encore apperçus en quelle
partie de leur corps eſt leur eſtomac ;

& moi je leur soutiens qu'ils ne parlent pas sincèrement, & que cela n'est pas naturel. Il est impossible que tout ce qui a l'être soit d'une composition si parfaite, que le froid, le chaud, le sec ou l'humide n'y domine, & la diversité des mets dont ils se servent, différant en qualités, ne peuvent leur être également propres. Ces gens-là ne sauroient disconvenir qu'ils sont quelquefois malades; si ce n'est par une indigestion sensible, ce sont des maux de tête, des insomnies, des fièvres dont ils se guérissent en faisant diéte, & en prenant des médecines qui les évacuent : ainsi il est certain que leurs maladies ne proviennent que de réplétion, ou d'avoir usé d'alimens contraires à leur estomac.

La plûpart des vieilles gens s'excusent

de la multitude & de la durée de leurs repas, en disant qu'il est nécessaire qu'ils mangent beaucoup pour entretenir leur chaleur naturelle, qui se diminue à mesure que leur âge s'augmente, & que pour exciter l'appétit, il faut qu'ils cherchent des ragoûts, & qu'ils mangent tout ce qui leur vient en fantaisie ; que sans cette complaisance pour leur bouche, ils mourroient bientôt. Je leur répéte encore que la nature, pour conserver le vieillard, l'a composé de manière qu'il peut vivre avec peu d'alimens ; que son estomac n'en sauroit même digérer une grande quantité, & qu'il ne doit point craindre de mourir faute de manger, puisque, lorsqu'il est malade, il est obligé d'avoir recours à la diéte, que les médecins lui ordonnent sur toutes choses ; qu'enfin, si ce reméde a la vertu de nous retirer quelquefois des bras de la mort, on a tort de ne pas croire qu'en mangeant un peu plus qu'on ne fait quand on est malade, on ne puisse vivre long-tems sans le devenir.

» D'autres aiment mieux être incommodés deux ou trois fois l'année de leur goutte, de leur sciatique, & de leurs infirmités ordinaires, que de souffrir toujours la gêne & la mortification de ne pouvoir contenter leurs appétits, étant assurés que s'ils tombent malades, la diéte sera pour eux une ressource infaillible qui les guérira. Qu'ils apprennent de moi, qu'à mesure que l'âge avance, la chaleur naturelle diminue ; que la diéte, méprisée comme précaution, & considérée comme médecine, ne sauroit avoir toujours la même ver-

tu, ni la même force pour cuite les
crudités & réparer les désordres que
cause la réplétion; qu'enfin ils courent
risque d'être les dupes de leur espérance
& de leur gourmandise.

D'autres disent qu'il vaut mieux, en
faisant bonne chere, se donner se
qu'ils appellent du bon tems, & vivre
quelques années de moins. Il n'est pas
surprenant que les fous méprisent la
vie : le monde ne fait pas une grande
perte quand ils en sortent, mais c'en
est une considérable, lorsque les gens
sages, vertueux & spirituels entrent
dans le tombeau. Si l'un d'entr'eux est
cardinal, il peut devenir pape en vieillissant : s'il est considérable dans sa
république, il en peut devenir le chef:
s'il est savant, s'il excelle en quelque
art, il excellera encore d'avantage, il

sera honneur à sa patrie, & sera regardé avec admiration.

Il y en a d'autres qui, se sentant vieillir, quoique leur estomac devienne de jour en jour moins capable d'une bonne digestion, ne veulent pas pour cela diminuer leur nourriture. Ils diminuent seulement le nombre des séances qu'ils avoient accoutumé de faire à table ; & parce qu'ils se trouvent incommodés de deux ou trois repas par jour, ils croyent conserver leur santé en n'en faisant qu'un, afin, disent-ils, que l'intervalle d'une réfection à l'autre facilite la digestion des alimens qu'ils auroient pris en deux fois. Ainsi ils mangent tant dans cet unique repas, que leur estomac surchargé de viandes s'en trouve accablé, & en convertit le superflu en mauvaises humeurs, qui engendrent les

maladies, & la mort. Je n'ai jamais vu
personne vivre long-tems par cette conduite. Ces gens-là vivroient assurément
davantage, s'ils diminuoient la quantité de leur nourriture ordinaire, à
mesure qu'ils avancent en âge, & s'ils
mangeoient beaucoup moins & un peu
plus souvent.

Quelques-uns pensent qu'effective-
ment la sobriété peut conserver la
santé, mais qu'elle ne prolonge pas
la vie ; cependant il s'est vu des gens
dans les siécles passés qui l'ont pro-
longée par ce moyen ; il s'en voit
encore aujourd'hui, & j'en suis un
exemple ; mais puisqu'on ne peut pas
dire qu'elle abrége nos jours, comme
font les infirmités causées par la réplétion, il ne faut pas beaucoup de
sens commun pour comprendre, que

pour vivre long - tems il vaut mieux
être sain que malade, & que par conséquent la sobriété contribue davantage
à la durée de la vie, qu'une excessive
abondance d'alimens.

Quelques choses que puissent dire
les voluptueux, la sobriété est infiniment utile à l'homme : il lui doit sa
conservation ; elle éloigne de son esprit les tristes idées de la mort ; c'est
par son moyen qu'il devient sage, &
qu'il parvient à un âge où la raison
& l'expérience lui donnent des armes
pour s'affranchir de la tyrannie des
passions qui exercent dans son cœur
un cruel empire pendant presque tout
le cours de sa vie. O sainte & bien-
faisante sobriété ! que je t'ai d'obligation, de voir encore la lumière du
jour, qui a bien des charmes quand

on suit tes maximes, & qu'on observe
constamment les loix que tu prescris !
Lorsque je ne refusois rien à mes sens,
je ne goûtois point de plaisirs si purs
que ceux dont je jouis à présent ; ils
étoient si agités & si mêlés de peines,
que je trouvois jusques dans la volupté,
plus d'amertume que de douceur.

O bienheureuse vie ! qui, outre tous
les biens que tu procure à ton vieillard, conserve son estomac en un état
si parfait, qu'il trouve plus de goût
au pain sec, que les gens sensuels n'en
ont pour les morceaux les plus déli-
cats, & les mieux assaisonnés ! L'appétit que tu nous donne pour le pain,
est juste & raisonnable, puisque c'est
la nourriture la plus propre à l'homme,
quand elle est accompagnée du besoin
& du désir de manger. La vie sobre

n'est jamais sans ce défir. Ainsi, mangeant peu, mon estomac a souvent
besoin de cette manne que je goûte
quelquefois avec tant de plaisir, que
je croirois pécher contre la tempérance, si je ne savois pas qu'il faut
manger pour vivre, & qu'on ne peut
user d'une nourriture plus simple &
plus naturelle.

Et toi, mere de tous les humains!
Nature, qui aime si fort la conservation de notre être, que tu donne au
vieillard la facilité de vivre avec peu
de nourriture, & qui lui fais comprendre que si dans la vigueur de son jeune
âge il faisoit par jour deux repas, il
doit les partager en quatre, afin que
son estomac ait moins de peine à digérer, je ne puis trop admirer ta sagesse & ta prévoyance ! Je suis tes
conseils & m'en trouve bien.

Les esprits ne sont point suffoqués par les alimens dont j'use ; ils en sont seulement réparés & entretenus. Je me trouve toujours une égale santé ; je suis toujours gai, & plus encore après le repas qu'auparavant. J'ai accoutumé, sortant de table, d'étudier ou d'écrire. Je n'ai jamais remarqué que l'application, après avoir mangé, m'ait incommodé : j'en suis également capable en quelque tems que ce soit, & ne me trouve jamais assoupi, comme bien des gens, parce que le peu de nourriture que je prends n'est pas suffisante pour m'envoyer à la tête des fumées de l'estomac, qui remplissent le cerveau, & le rendent incapable de ses fonctions.

Voici de quoi je me nourris : je mange du pain, du potage, des œufs frais, du veau, du chevreau, du mouton, des perdrix, des poulets, des pigeons. Entre le poisson de mer, je choisis la dorade, & entre celui de rivière, le brochet. Tous ces alimens sont propres aux vieillards ; s'ils sont sages, ils doivent leur suffire & n'en point chercher d'autres.

Le vieillard indigent, qui n'a pas la commodité de les avoir tous, se doit contenter de pain, de potage & d'œufs. Il n'y a point d'homme, si pauvre soit-il, à qui ces alimens puissent manquer, si ce ne sont les gueux de profession qui sont réduits à l'aumône, dont je ne prétends pas parler, parce que s'ils sont misérables dans leur vieillesse, c'est pour avoir été paresseux & fainéans dans leur jeune âge : ils sont plus heureux morts qu'en vie, & ne font qu'embarrasser le monde. Mais ce malheureux, qui n'a que du pain & du potage & des œufs, n'en doit pas prendre beaucoup à la fois, & doit se régler si bien sur la quantité de ses alimens, qu'il ne puisse mourir que par pure diffolution; car il ne faut pas s'imaginer qu'il n'y ait que les blessures qui fassent les morts violentes; les fiévres & tant d'autres maladies, dont on expire dans le lit, sont de ce nombre, étant causées par des humeurs que la nature ne combattroit pas si elles étoient naturelles.

Quelle différence de la vie sobre à la vie déréglée! Celle-ci avance notre dernière heure; l'autre l'éloigne, & nous fait jouir d'une parfaite santé. Combien la bonne chere m'a-t-elle enlevé de parens & d'amis, qui seroient encore au monde s'ils m'avoient cru?

mais elle n'a pu m'anéantir comme elle a fait tant d'autres ; & parce que j'ai eu la force de réfister à fes charmes, je refpire & fuis parvenu à une belle vieilleffe.

Si je ne t'avois pas abandonnée, fource infâme de corruption, je n'aurois pas le plaifir de voir onze petits fils tous fages & tous bien faits, ni celui de jouir des embelliffemens que j'ai fait faire à mes maifons & à mes jardins. Il falloit du temps pour ces réparations, & j'en ai eu de refte. Et toi ! cruelle gourmandife, tu termine fouvent les jours de tes efclaves, avant qu'ils ayent achevé ce qu'ils commencent. Ils n'ofent rien entreprendre de longue haleine : s'ils font affez heureux pour voir la fin de leurs travaux, ils n'en jouiffent pas long-tems. Mais

pour te faire connoître telle que tu es,
c'est-à-dire, un mortel poison, le plus
dangereux ennemi de l'homme, &
souhaitant que tous tant qu'ils sont
conçoivent de l'horreur pour toi, je
prétends que mes onze petits-fils te
déclarent la guerre, & qu'imitant mon
exemple, ils en servent à tout le genre
humain de l'abus de tes convoitises,
& de l'utilité de la diéte.

Je ne puis comprendre qu'une infinité de gens, fort sages & fort rai-
sonnables d'ailleurs, ne peuvent se
résoudre à modérer leur insatiable appétit à cinquante ou soixante ans, ou
du moins lors qu'ils commencent à
ressentir les infirmités de la vieillesse.
Ils peuvent s'en délivrer par la diéte
& elles deviennent incurables, parce
qu'ils ne l'observent pas. Je ne suis
point

point si surpris que les jeunes gens ayent de la peine à s'y résoudre ; ils ne sont pas assez capables de réflexion, & leur jugement n'est pas encore assez solide pour résister aux charmes des sens : mais à cinquante ans on doit se gouverner par la raison , qui nous prouvera , si nous la consultons, que contenter sans régle ni mesure tous nos appétits , est le moyen de devenir infirmes & de mourir jeunes. Encore si le plaisir du goût duroit ! mais à peine est-il commencé , qu'il passe & qu'il finit ; plus on le prend , moins on y est sensible, & les maux qu'il nous procure se perpétuent jusqu'au tombeau. L'homme sobre ne doit-il pas être assez satisfait, lorsqu'il est à table , d'être assuré que toutes les fois qu'il en sort , ce qu'il a mangé ne sauroit l'incommoder ?   H

J'ai voulu ajoûter ce supplément à mon Traité : il est court & renferme d'autres Oraisons. Si j'en ai fait deux parties, c'est qu'on lit plus volontiers un petit ouvrage qu'un long. Je souhaite que beaucoup de gens ayent la curiosité de voir l'un & l'autre & qu'ils en fassent leur profit.

TROISIÉME DISCOURS.

Lettre au Seigneur BARBARO, Patriarche d'Aquilée.

Moyens pour jouir d'une félicité par-
faite dans un âge avancé.

IL faut avouer que l'esprit de l'homme est un des plus grands ouvrages de la Divinité, & que c'est le chef-d'œuvre de notre Créateur. N'est-ce pas une chose merveilleuse que de pouvoir, en s'écrivant, s'entretenir de loin avec ses amis ? Et la nature n'est-elle pas admirable, de nous donner le moyen de nous voir avec les yeux de l'imagination, comme je vous vois à présent, Monseigneur ? C'est de cette

H 2

manière que j'entrerai en conversation
avec vous, & que je vous raconterai
plusieurs choses agréables, & utiles. Il
est vrai que ce que je vous dirai n'est
pas nouveau par rapport à la matière ;
mais je ne vous l'ai jamais dit à quatre - vingt - onze ans. Il est étonnant
que je puisse vous apprendre que ma
santé & mes forces se soutiennent si
bien , qu'au lieu de diminuer avec
l'âge, elles semblent augmenter à mesure que je vieillis. Tous ceux qui me
connoissent en sont surpris , & moi
qui sais à quoi je dois attribuer ce
bonheur, j'en publie par-tout la cause ; je fais mon possible pour prouver
à tous les hommes, qu'on peut jouir
sur la terre d'une félicité parfaite après
l'âge de quatre-vingt ans , & qu'on
ne peut l'acquérir sans la continence

& la fobriété, qui font deux vertus
chéries de Dieu, parce qu'elles font
ennemies des fens & favorables à notre conservation.

Je vous dirai donc, Monfeigneur,
que ces jours paffés quelques docteurs
de notre Univerfité, tant médecins que
philofophes, font venus s'informer à
moi de la manière dont je me nourris : qu'ayant appris que je fuis encore
plein de vigueur & de fanté ; que tous
mes fens font parfaits ; que ma mémoire, mon cœur, mon jugement,
le ton de ma voix, & mes dents font
comme dans mon jeune âge ; que j'é-
cris de ma main fept ou huit heures
par jour, & que je paffe le refte de
la journée à me promener de mon
pied, & à prendre tous les plaifirs
permis à un honnête homme, jufqu'à

la Musique où je tiens ma partie ; (Ah !
Monseigneur, que vous trouveriez ma
voix belle, si vous m'entendiez chanter les louanges de Dieu au son de
ma lire, comme un autre David ! Vous
seriez surpris & charmé de l'harmonie
qui fort du fond de mon estomac.) ces
Messieurs, admirerent particulièrement
la facilité que j'ai d'écrire sur des ma-
tières qui demandent une extrême con-
tention d'esprit , & qui loin de me
fatiguer me divertissent. Vous ne de-
vez pas douter que prenant aujourd'hui
la plume pour avoir l'honneur de vous
entretenir , le plaisir que je me fais
d'une semblable occupation ne soit
encore plus sensible & plus grand pour
moi, que ceux que je suis accoutumé
de prendre.

Ces docteurs me dirent que je ne

devois point être confidéré comme un vieillard, puifque toutes mes œuvres & mes occupations étoient celles d'un jeune homme, & ne reſſembloient nullement à celles des gens fort âgés, qui ne font plus capables de rien après quatre-vingt ans, qui font accablés d'infirmités & de maux, qui languiſſent & ſouffrent continuellement.

Que s'il s'en trouve de moins infirmes, leurs fens font ufés ; la vue & l'ouie leur manquent, les jambes & les mains leur tremblent ; ils ne peuvent plus marcher ni rien faire : & s'il y en a quelqu'un exempt de ces difgraces, fa mémoire diminue, fon efprit baiſſe, fon cœur s'affoiblit ; enfin, il ne jouit point de la vie auſſi entièrement que je fais. Ce qui les étonna beaucoup, fut une chofe qui

en effet est surprenante : c'est que par
une répugnance invincible, je ne puis
boire de quelque vin que ce puisse être,
pendant les mois de Juillet & d'Août
de chaque année. Il m'est si fort contraire en ce tems - là, que je mourrois
infailliblement si je m'efforçois à en
boire ; car mon estomac, non plus
que mon goût, ne peut le souffrir ;
enforte que, le vin étant le lait des
vieillards, il semble que je ne puisse
conferver ma vie fans cette substance.
Mon estomac étant donc privé d'un
fecours si utile & si propre à entretenir
fa chaleur, je ne puis manger que
très-peu, & ce peu de nourriture me
caufe, vers la mi-Août, une foibleffe
que les confommés & les cordiaux ne
foulagent point : cependant cette débilité n'est accompagnée d'aucune douleur,

leur, ni d'aucun accident fâcheux. Nos
docteurs jugerent que si le vin nouveau, qui me rétablit parfaitement au
commencement de Septembre, n'étoit
pas encore fait en ce tems-là, je ne
pourrois éviter la mort. Ils ne furent
pas moins surpris de ce qu'en trois
ou quatre jours le vin nouveau me
rend la vigueur que le vin vieux m'a-
voit ôtée ; chose dont ils ont été les
témoins ces jours-ci, m'ayant vu dans
ces differens états, sans quoi ils n'auroient pu le croire.

Plusieurs médecins m'ont prédit, il
y a plus de dix ans, qu'il me seroit
impossible d'en passer deux ou trois
avec cette fâcheuse répugnance : cependant je me suis trouvé encore moins
foible, & me suis plûtôt rétabli cette
année - ci que les précédentes. Cette

eſpéce de prodige , & tant de graces que je reçois de Dieu, les obligerent de me dire qu'en naiſſant j'en avois apporté une ſpéciale & particulière de la nature ou des aſtres ; & pour éta-blir leur opinion , ils employerent toute leur rhétorique & firent de ſavans diſ-cours. Il faut avouer , Monſeigneur , que l'éloquence a bien du pouvoir ſur l'eſprit humain , puiſque ſouvent elle perſuade que ce qui eſt n'eſt point , & que ce qui n'eſt point peut être. J'eus un ſenſible plaiſir à les entendre par-ler , & cela ne pouvoit manquer , parce que ce ſont de fort habiles gens : mais ce qui m'en cauſa principalement , fut la réflexion , que l'âge & l'expérience peuvent rendre un homme plus ſavant que ne font les écoles. Ce ſont deux moyens infaillibles pour acquérir de lumières, & ce fut en effet par leur secours que je connus l'erreur de cette opinion. Pour détromper ces Messieurs & les instruire, je leur répondis que leurs argumens étoient faux ; que la grace que je recevois n'étoit point spéciale, mais générale & universelle ; qu'il n'y avoit personne sur la terre qui ne pût la recevoir aussi-bien que moi ; que je n'étois qu'un homme comme tous les autres ; que nous avons tous outre l'existence, le jugement, l'esprit, la raison ; que nous naissons tous avec ces mêmes facultés de l'ame, parce que le Seigneur a voulu que nous eussions ces avantages sur les autres animaux, qui n'ont rien de commun avec nous que l'usage des sens ; qu'enfin le Créateur nous a donné cette raison & ce jugement, pour conserver notre vie, enforte que cette grace nous vient immédiatement de Dieu, & non pas de la nature ni des aftres; que l'homme, lorfqu'il eft jeune, étant plus fenfuel que raifonnable, donne tout à fes plaifirs, & que lorfqu'il eft parvenu à quarante ou cinquante ans, il doit favoir qu'il eft à la moitié de fa vie, grace à la bonté de fon tempérament, qui l'a conduit jufques-là; mais qu'étant arrivé à ce période, il defcend vers la mort, dont les infirmités de la vieilleffe font les avant-coureurs; qu'elle eft auffi différente de la jeuneffe, que la vie réglée eft oppofée à la débauche : qu'ainfi il eft néceffaire de changer fa manière de vivre quand on n'eft plus jeune, particulièrement à l'égard de la quantité & de la qualité des alimens; parce que c'eft de-là

d'où dépendent radicalement la santé
& la durée de nos jours : qu'enfin si
la première partie de la vie a été toute
senfuelle, la feconde doit être raifonnable & réglée ; l'ordre étant néceffaire
à la confervation de toutes chofes, &
principalement à la vie de l'homme,
comme on le connoît par les incommodités que caufent les excès, & par
la fanté de ceux qui obfervent un bon
régime. Oui, Monfeigneur, il eft impoffible que ceux qui veulent toujours
contenter leur goût & leur appétit,
n'alterent leur tempérament ; & pour
ne pas altérer le mien, lorfque je fuis
parvenu à un âge mûr, je me fuis
entièrement dévoué à la fobriété. Il
eft vrai que ce ne fut pas fans peine
que je pris cette réfolution, & que je
renonçai à la bonne chere. Je com-

mençai par prier Dieu de m'accorder la tempérance, & me mis fortement en tête que, quelque difficile que soit une chose qu'on veut entreprendre, on en vient à bout quand on s'opiniâtre à vaincre ce qui s'oppose à son exécution. Ainsi je déracinai mes mauvaises habitudes, & j'en contractai de bonnes ; ensorte que je me suis accoutumé à une vie d'autant plus austere & frugale, que mon tempérament étoit devenu fort mauvais lorsque je la commencai. Enfin, Monseigneur, lorsqu'ils eurent entendu mes raisons, ils furent obligés de s'y rendre. Le plus jeune d'entreux me dit, qu'il convenoit que cette grace pouvoit être universelle pour tous les hommes ; mais qu'elle étoit rarement efficace, & qu'il m'en avoit fallu une spéciale & victorieuse pour

furmonter les délices & l'habitude d'une
vie aifée, pour en embraffer une fort
différente ; qu'il ne trouvoit pas cela
impoffible, puifque je le pratiquois,
mais que cela lui paroiffoit extrêmement
difficile. Je lui répondis qu'il n'eft pas
honnête d'abandonner une belle entre-
prife, à caufe des difficultés qui s'y
rencontrent ; que plus on y en trouve,
plus il y a de gloire à acquérir ; que
le Créateur fouhaite que chacun par-
vienne à une longue vie, à laquelle
il a deftiné l'homme ; parce que dans
fa vieilleffe il doit être délivré des fruits
amers que produifent les fens, & doit
être rempli de ceux de la raifon ; enforte qu'alors il quitte les vices, il
n'eft plus efclave du démon, & fe
trouve plus en état de faire fon falut ;
que Dieu, dont la bonté eft infinie,

a ordonné que celui qui achevera son
cours naturel, finisse sa vie sans mal
& par pure diffolution, qui eft feulement ce qu'on doit appeller une mort
naturelle, toutes les autres étant des
morts violentes qu'on fe procure à foi-
même, par-la replétion & par les excès; qu'enfin Dieu veut que l'homme
paffe d'une mort fi douce & fi paifible,
à une vie immortelle & glorieufe, comme celle à laquelle je m'attends. J'efpére de mourir, lui dis-je, en chantant
les louanges de mon Créateur. La trifte
réflexion qu'il faut un jour ceffer de
vivre, ne me caufe aucun chagrin,
quoique je comprenne aifément qu'à
mon âge ce jour fatal ne peut être guère
éloigné; que je ne fuis né que pour
mourir, & qu'une infinité de millions
d'hommes font fortis de la vie plus

jeunes que moi. Je ne suis pas plus effrayé de la crainte de l'enfer, parce que je suis Chrétien, & que j'espere en la miséricorde & aux mérites du sang de JESUS-CHRIST : enfin, je me flatte qu'une aussi belle vie que la mienne sera suivie d'une mort aussi heureuse. A cela le jeune homme ne me repliqua rien autre chose, si ce n'est qu'il étoit résolu de pratiquer la vie sobre, pour vivre & mourir aussi heureusement que je l'espérois ; & que si jusqu'à présent il avoit souhaité d'être long-tems jeune, il désiroit d'être bientôt vieux, afin de jouir des plaisirs d'une si admirable vieillesse.

L'envie que j'avois de vous entretenir long-tems, Monseigneur, comme une personne avec qui je ne m'ennuie point, m'a engagé à vous faire une longue Lettre, & m'engage encore à y ajouter un article avant que de la finir.

Quelques gens sensuels disent que je me suis donné bien de la peine à composer mon Traité de la Sobriété, & que j'ai perdu beaucoup de tems pour persuader aux hommes de suivre une chose presqu'impossible ; que mes conseils seront aussi inutiles que les loix que Platon voulut établir dans sa République, dont l'exécution étoit si difficile qu'il ne put jamais obliger personne à les recevoir ; qu'il en arrivera de même de ce que j'ai écrit sur cette matière. Je trouve cette comparaison peu juste, puisque j'ai pratiqué ce que j'enseigne, beaucoup d'années avant que de l'avoir écrit ; que je ne l'ousse pas écrit si je n'avois connu par me propre expérience, que cette pratique n'eft pas impoffible, qu'elle eft même fort utile & fort fage, & que c'eft-là le motif qui m'engagea de la publier. En effet, je fuis caufe que plufieurs perfonnes l'obfervent & s'en trouvent bien, enforte que les loix de Platon n'ont aucun rapport à mes confeils. Mais de telles gens, qui ne refufent rien à la volupté, n'ont garde de me donner leur approbation. Je ne laiffe pas de les plaindre, quoiqu'ils méritent par leurs débauches, d'être tourmentés fur leurs vieux jours d'une infinité de maux, & d'être pour une éternité les victimes de leurs paffions.

Je fuis, &c.

QUATRIÉME DISCOURS.

De la Naiſſance de l'Homme, & de ſa Mort.

POUR ne point manquer au devoir de charité auquel tous les hommes ſont obligés les uns envers les autres, & pour ne pas perdre un moment du plaiſir de jouir de la vie, je veux écrire encore, & apprendre à ceux qui ne le ſavent pas, parce qu'ils ne me connoiſſent point, ce que ſavent & voyent ceux qui me connoiſſent. Ce que je vais dire paroîtra impoſſible ou difficile à comprendre ; rien cependant n'eſt plus véritable : c'eſt un fait connu de bien des gens, & digne de l'admiration de ma postérité. J'ai atteint ma qua-tre-vingt-quinziéme année, & je me trouve sain, gaillard, & aussi content que si je n'avois que vingt-cinq ans.

Ne serois-je pas bien ingrat, si je cessois de remercier la bonté divine de toutes les graces qu'elle m'a fait ? A peine la plûpart des autres vieillards sont sexagénaires, qu'ils se trouvent acca-blés d'infirmités : ils sont tristes, mal-sains, continuellement remplis de l'af-freuse pensée de la mort : ils tremblent jour & nuit de la crainte d'être à la veille d'entrer au tombeau : ils en sont si fort occupés, qu'il est difficile de les distraire quelques moments de cette funeste imagination. Graces au Ciel, je suis exempt de leurs maux & de leurs terreurs : il me semble que je ne dois point m'abandonner si-tôt à cette vaine crainte ; je le ferai voir dans la suite de ce difcours, & je ferai connoître la certitude que j'ai de vivre juſqu'à plus de cent ans : mais pour donner quelqu'ordre au ſujet que je traite, je le commencerai par la naiſſance de l'homme, & le finirai par ſa mort.

Je dis donc que certains corps naiſſent ſi mal compoſés, qu'ils ne vivent que peu de jours ou peu de mois. On ne ſait ſi cela vient de la mauvaiſe diſpoſition du pere & de la mere lors de la conception, ou par les influences des aſtres, ou par une foibleſſe de la nature, qui eſt forcée à cette défaillance par quelque cauſe étrangère : car il n'eſt pas vraiſemblable qu'étant la mere commune de tous les hommes, elle ſoit capable de prédilection pour une partie de ſes enfans, & de cruauté envers les autres.

Ne pouvant savoir au vrai d'où procéde la briéveté d'une vie si courte, il est inutile d'en chercher la cause : il suffit que nous sachions qu'il y a des corps qui meurent presqu'avant que de naître.

D'autres naissent bien formés & bien sains, mais d'une complexion délicate; & parmi ceux-là il s'en trouve qui vivent jusqu'à dix ans, jusqu'à 20, jusqu'à 30, jusqu'à 40, sans pouvoir atteindre ce terme qu'on appelle la vieillesse.

D'autres apportent en naissant une forte constitution, & ceux-là deviennent vieux ; mais alors ils sont caducs & mal-sains, comme je l'ai déjà fait remarquer, & se procurent tous les maux qu'ils souffrent ; parce qu'ils ont trop compté sur leur bon tempérament :

ils ne veulent jamais changer leur manière de vivre ; ils ne font aucune
différence de leur vieilleſſe à leur jeuneſſe , comme s'ils devoient avoir à
quatre-vingt ans autant de vigueur qu'à
la fleur de leur âge. Ainſi ne corrigeant
jamais leur conduite , ils ne font point
réflexion qu'ils ſont vieux , que leur
complexion s'affoiblit , que leur eſtomac perd tous les jours quelque cho-
ſe de ſa chaleur , & que par cette
raiſon ils devroient faire plus d'attention aux qualités des alimens ſolides
& liquides dont ils ſe nourriſſent ,
auſſi - bien qu'à la quantité qu'ils en
prennent. Ils croyent que l'homme
perdant ſes forces en vieilliſſant , doit
les réparer & les conſerver par une
grande abondance de nourriture : ils
ſe figurent que manger beaucoup con-
ſerve

ferve leur vie, & ils fe trompent ; car
la chaleur naturelle venant à s'affoiblir,
on l'accable par trop d'alimens, & la
prudence veut qu'on proportionne l'emploi qu'on lui donne , à fes facultés
digeftives. Il eft certain que les humeurs
peccantes ne proviennent que d'une di-
geftion imparfaite , & qu'on fait peu
de bon chyle , lorfqu'on remet dans
fon eftomac de nouveaux alimens,
avant que ceux qu'on a pris dans le
repas précédent , foient entièrement
précipités dans les inteftins. Je ne puis
donc trop répéter que, la chaleur naturelle commençant à s'affoiblir, il eft
néceffaire pour fe bien porter, de diminuer la quantité de ce qu'on boit
& de ce qu'on mange chaque jour ,
la nature n'ayant befoin que de peu
de chofe pour foutenir la vie de l'hom-

me, & particulièrement celle du vieillard.

Cependant, au lieu d'en ufer de
cette manière, la plûpart des vieilles
gens vivent toujours comme ils ont
accoutumé. S'ils s'étoient retranchés de
bonne heure, ils parviendroient du
moins à l'âge où je me vois, & joui-
roient d'une auffi longue vie que la
mienne, étant nés d'une bonne complexion. Je dis au moins, car ils pourroient aller jufqu'à fix-vingt ans, comme ont fait beaucoup d'autres qui ont
vécu fobrement, que nous connoiffons
par nous-mêmes ou par tradition. Je
fuppofe toujours qu'ils fuffent d'une
auffi bonne conftitution que ces gens-
là. Si j'avois été auffi bien compofé,
je ne douterois pas de pouffer la durée
de mes jours jufqu'à cet âge ; mais

que j'ai apporté en naissant un tempérament délicat, je n'espére de vivre guère plus d'un siécle ; & tous ceux qui ne sont pas mieux composés que moi, pourroient, en vivant sobrement comme je fais, fournir aisément la même carrière.

Rien ne paroît plus agréable que cette certitude de vivre long-tems, pendant que tout le reste des hommes, qui n'observent pas les loix de la sobriété, ne sont pas sûrs de voir le lendemain. Cette attente d'une longue vie, est fondée sur des conséquences naturelles qui ne peuvent manquer. Il est impossible que celui qui pratique une vie sobre & réglée tombe malade, ni meure d'une mort naturelle avant le tems que la nature lui a prescrit. Il ne peut mourir, dis-je, avant ce tems, parce que la vie sobre empêche la formation de tous les levains des maladies. Elles ne peuvent être engendrées sans quelques causes; s'il n'y en a point de mauvaise, il ne sauroit y avoir d'effet funeste, ni de mort violente.

On ne doit point douter que la vie réglée n'éloigne le triste moment de la mort, puisqu'elle a la propriété de tenir les humeurs dans un parfait tempérament; qu'au contraire, la gourmandise & l'ivrognerie ne les brouillent, ne les altèrent, ne les irritent, & ne les mettent dans un mouvement qui cause les fluxions, les fièvres & presque tous les accidens qui nous conduisent au tombeau.

Cependant, quoique la sobriété, qui nous préserve de mille maux, puisse réparer ce que les excès ont gâté, on ne doit pas croire qu'elle ait le pouvoir de rendre l'homme immortel. Il est impossible que le tems, qui consume toutes choses, ne détruise le composé le plus parfait : ce qui a eu un commencement doit nécessairement avoir une fin ; mais l'homme doit finir ses jours par une mort naturelle, c'est-à-dire, sans aucune douleur, comme on me verra mourir lorsque l'humide radical sera entièrement consumé.

Je me trouve encore ce principe de vie si complet, que je me flatte de n'être pas si-tôt à la veille de mon dernier jour ; & je juge que je ne me trompe pas, parce que je me porte bien, que je suis gai, que je trouve du goût à tout ce que je mange, que

je dors tranquillement, qu'enfin tous
mes fens ne s'affoibliffent point. J'ai
toujours l'imagination vive, la mémoire
heureufe, le jugement folide, le cœur
bon ; ma voix eft plus harmonieufe
qu'elle n'a jamais été, quoique ce foit
le premier des organes qui s'affoibliffe ;
enforte que je chante mon office tous
les matins fans me fatiguer la poi-
trine, & plus aifément que je n'aurois
pu faire dans ma jeuneffe.

Toutes ces chofes font des marques
infaillibles que j'ai encore beaucoup de
tems à vivre ; mais que ma vie finiffe
quand il plaira à Dieu, qu'elle fera
glorieufe, ayant été accompagnée de
tout le bonheur dont on puiffe jouir
fur la terre, depuis que l'âge m'a délivré de l'efclavage des paffions ! La
vieilleffe fage & réglée les dompte,

attache leurs racines, empêche la produ-
ction de leurs fruits empoisonnés,
& change en bons sentimens tous les
mauvais qu'elles inspirent dans le jeune âge.

N'étant plus attaché aux sens, je
ne suis point affligé par la réflexion
que mon ame doit être séparée de mon
corps ; je ne suis plus agité d'inquié-
tudes, tourmenté de désirs, chagrin
de la privation de ce que je n'ai pas ;
la mort de mes parens & de mes amis,
ne me cause point d'autre tristesse que
celle d'un premier mouvement naturel
qu'on ne peut empêcher, mais qui ne
dure guère.

J'ai encore moins de sensibilité pour
la perte des biens temporels, ce qui
a surpris beaucoup de gens. Cela arrive seulement à ceux qui deviennent

vieux par le moyen de la fobriété , &
non pas à ceux qu'une forte complexion conduit à la vieilleffe malgré les
excès de la bouche. Ceux-là jouiffent dès
ce monde d'un paradis anticipé, pendant que ceux-ci ne peuvent goûter
de plaifirs fans une infinité de peines.
Qui ne fe trouveroit heureux à mon
âge , de ne fentir jamais rien qui
caufe la moindre incommodité ? Bonheur qui n'accompagne que très-rare-
ment la plus floriffante jeuneffe. Il n'y
en a point qui ne foit fujette à mille
tribulations , dont je fuis tout-à-fait
exempt : au contraire , je reffens mille
plaifirs auffi purs que tranquilles.

Le premier , eft de rendre fervice à
ma patrie. Que ce plaifir flatte inno-
cemment ma vanité ! lorfque je fais
réflexion que j'ai fourni à mes com-

patriotes

patriotes des moyens utiles pour fortifier leur ville & leur port ; que ces ouvrages fubfifteront après un grand nombre de fiécles ; qu'ils contribueront à rendre Venife une république fameufe , une ville riche & incomparable , & ferviront à lui perpétuer le beau titre de la Reine de la mer.

J'ai encore la fatisfaction d'avoir donné à fes habitans le moyen d'avoir toujours abondamment toutes les chofes néceffaires à la vie , en défrichant des terres incultes, en faignant des marais , en abreuvant & en engraiffant des campagnes qui étoient ftériles par l'aridité de leur terroir ; ce qui n'a pu être fait dans un petit efpace de tems.

Enfin, j'ai rendu la ville où je fuis né plus forte, plus riche & plus belle qu'elle

L

n'étoit ; j'ai rendu meilleur l'air qu'on y respire : tout cela me fait honneur, & rien ne m'empêche de jouir de la gloire qui m'est dûe.

La mauvaise fortune m'ayant ôté dans ma jeunesse des biens considérables, j'ai su réparer ces pertes par mon industrie ; ensorte que sans avoir fait tort à personne, & sans autre fatigue que de donner des ordres, j'ai doublé mon revenu, & je laisserai à mes petits-fils une fois plus de bien que je n'en ai eu de patrimoine.

Une satisfaction à laquelle je suis plus sensible qu'à toutes les autres, c'est que ce que j'ai écrit de la Sobriété, commence à être utile à quantité de personnes qui publient hautement l'obligation qu'elles m'ont de cet ouvrage. Plusieurs d'entr'elles m'ont mandé des pays étrangers , qu'après Dieu elles me font redevables de la vie.

J'ai encore un plaifir , dont la privation me chagrineroit fort ; c'eft que j'écris & trace de ma main tout ce qui m'eft néceffaire pour mes bâtimens , & pour la conduite de mes affaires domeftiques.

J'ai celui d'avoir de fréquentes converfations avec des gens favans , dont je tire tous les jours de nouvelles lumières : chofe étonnante , qu'à mon âge j'aie une facilité merveilleufe d'apprendre & de concevoir les fciences les plus relevées & les plus difficiles !

Mais ce qui fait que je me confidére comme l'un des hommes les plus heureux , c'eft que je jouis en quelque manière de deux vies , l'une terreftre par rapport aux actions corporelles ,

& l'autre divine & célefte, par les délices de l'efprit qui ont bien des charmes, quand ils font fondés fur des fujets raifonnables, & fur une affurance morale des biens infinis que la bonté de Dieu nous prépare.

Je jouis donc parfaitement de cette vie mortelle, graces à la Sobriété qui eft infiniment agréable à Dieu, parce qu'elle eft la protectrice des vertus & l'ennemie irréconciliable des vices; & je jouis par anticipation de la vie éternelle, en penfant fi fouvent au bonheur dont elle doit être accompagnée, que je ne fonge quafi plus à autre chofe. J'envifage la mort comme un paffage néceffaire pour arriver au ciel, & fuis fi charmé de la glorieufe élévation à laquelle je crois mon ame deftinée, que je ne puis plus m'abaiffer jufqu'aux bagatelles qui occupent la plûpart des gens du monde. La privation des plaifirs auxquels je fuis le plus fenfible, ne me donne point d'inquiétude : au contraire, leur perte m'infpire de la joie, parce qu'elle doit être le commencement d'une vie incomparablement plus heureufe.

Qui pourroit avoir du chagrin, s'il étoit à ma place ? Cependant il n'y a perfonne qui ne puiffe efpérer une femblable félicité, s'ils veut vivre comme moi, car enfin, je ne fuis ni un faint, ni un ange ; je fuis un homme, & le ferviteur d'un Dieu, à qui la vie réglée eft fi agréable qu'il récompenfe dès ce monde ceux qui la pratiquent.

Si tous ceux qui fe retirent dans les monaftères, pour y mener une vie pénitente, une vie d'oraifon, une vie contemplative , ajoutoient à toutes leurs vertus la prudence de diminuer eux-mêmes leur portion , ils auroient encore plus de mérite & deviendroient plus vénérables.

Ils seroient considérés comme des saints, par la longueur de leurs austérités , & seroient honorés comme ces vieux patriarches & ces anciens hermites , qui observoient une continuelle sobriété & vivoient si long-tems. Ils obtiendroient peut-être assez de graces à six vingt ans, pour faire des miracles qu'ils ne peuvent opérer , faute d'une perfection à laquelle ils n'ont pu atteindre avant ce tems-là ; & outre cette prérogative, qui est une marque presqu'infaillible de prédestination , ils seroient toujours en bonne santé ; ce qui se trouve aussi rarement dans la vieilleſſe des moines les plus pieux, que dans celle de la plûpart des ſages mondains.

Pluſieurs de ces bons religieux croient que Dieu attache exprès des infirmités à la vieilleſſe, pour tenir lieu de pénitence des péchés commis dans le jeune âge. C'eſt une erreur à mon ſens : je ne puis croire que Dieu, qui aime l'homme, ſe plaiſe à le voir dans la ſouffrance. Nos maux ſont l'ouvrage du démon & du péché, & non pas celui d'un Dieu qui eſt notre pere & notre créateur : il deſire que l'homme ſoit heureux en ce monde & en l'autre ; ſes commandemens ne tendent qu'à cela, & la tempérance ne ſeroit pas une vertu, ſi les avantages qu'elle nous procure, en nous préſervant des maladies, étoient oppoſés aux deſſeins

de Dieu dans notre vieilleſſe. Enfin,
ſi tous les vrais dévots étoient ſobres,
la Chrétienté ſeroit remplie de ſaints
comme dans la primitive Egliſe, & en
auroit encore davantage, parce qu'il
y a plus de Chrétiens à préſent qu'il
n'y en avoit en ce tems-là. Combien
de vénérables religieux édifieroient par
leurs prédicacions & par leurs bons
exemples ? Combien de pécheurs rece-
vroient de graces par leurs interceſſions ?
Combien de bénédictions ſe répan-
droient ſur la terre ? Ces bons moines,
en ſuivant les maximes que je profeſſe,
ne devroient pas avoir peur de con-
trevenir à celles de leur inſtitution. Il
n'y en a point qui ne permette l'uſage
du pain, du vin & des œufs : quel-
ques-unes même permettent de manger
de la viande ; on y ſert, outre ces

chofes, des légumes, des falades, des gâteaux, qui quelquefois font des alimens nuifibles à certains eftomaes. Parce qu'on leur préfente ces mets au réfectoire, ils croiroient peut-être ne pas bien obferver leur régle s'ils s'en abftenoient : cependant ils feroient beaucoup mieux, fi, à trente ans paf-fés, ils quittoient cette nourriture, & fe contentoient de pain, de vin, de potages & d'œufs, qui font les meilleurs alimens que puiffe prendre un corps délicat. Cette nourriture feroit encore plus agréable que celle des anciens Peres du défert, qui ne buvoient que de l'eau pure, qui mangeoient feulement des fruits fauvages, des herbes & des racines crues, & qui ne laiffoient pas de vivre long-tems fans infirmité. Nos anachorettes trouveroient ainſi le chemin du Ciel plus facile que ceux de la Thébaïde , & ne laiſſeroient pas de faire , par ce régime , une eſ- péce de pénitence qui leur feroit mé- ritoire.

Je finis en diſant que la grande vieilleſſe pouvant être ſi utile & ſi agréable aux hommes , j'aurois man- qué de charité ſi je n'avois pris ſoin de leur apprendre par quel moyen ils peuvent prolonger leurs jours. Je n'ai point eu d'autre motif en écrivant ſur cette matière , que celui de les enga- ger à pratiquer toute leur vie , une vertu qui les fera parvenir comme moi à une heureuſe vieilleſſe , dans laquelle je ne diſcontinuerai point de m'écrier : » Vivez , vivez long - tems , afin de » ſervir Dieu , & de mériter la gloire » qu'il prépare à ſes Elus. »

LETTRE

D'une Religieuse de Padoue, Petite-Niéce de LOUIS CORNARO.

LOUIS CORNARO fut privé par la mauvaise conduite de quelques-uns de ses parens, de la qualité de Noble Vénitien qu'il possédoit, & qu'il méritoit par ses vertus & par sa naissance. Il ne fut pas banni de son pays : il étoit libre de demeurer à Venise, s'il eût voulu ; mais se voyant exclus de tous les emplois de la République, il préféra un autre séjour & fit de Padoue le lieu de sa résidence.

Il se maria à Udine, ville du Frioul. Sa femme étoit de la famille des Spilemberg, & se nommoit Véronique. *Elle sut long-tems stérile, & comme il souhaitoit ardemment avoir des enfans, il ne négligea rien pour se procurer cette consolation. Enfin, après bien des vœux, des prières & des remedes, son épouse devint grosse, & mit heureusement au monde une fille qui fut nommée Claire, à cause de la dévotion qu'ils avoient l'un & l'autre à Saint François.*

Cette fille fut unique, & eut pour époux Jean Cornaro, fils de Fantin, de la famille de ce nom, que l'on distingue par le surnom de Cornaro dell'Episcopia. C'étoit une Maison fort puissante avant la perte que fit la Chrétienneté du royaume de Chypre, où cette famille avoit des biens considérables.

Claire eut onze enfans, huit garçons & trois filles. Ainsi Louis Cornaro eut le plaisir de se voir renaître, comme par miracle, dans un grand nombre de successeurs ; car bien qu'il fût fort âgé lorsque Claire vint au monde, il ne laissa pas de la voir fort vieille, & de connoître ses descendans jusqu'à la troisième génération.

Cornaro étoit homme d'esprit, de mérite, & de courage. Il aima la gloire & fut naturellement libéral, sans pourtant être prodigue. Sa jeunesse fut infirme : il étoit fort bilieux & fort prompt ; mais lorsqu'il connut le tort que lui faisoient les vices de son tempérament, il résolut de les corriger. Il eut assez de pouvoir sur lui-même pour vaincre la colere & les emportemens auxquels il étoit sujet. Après cette glorieuse victoire, il devint si modéré, si doux, si affable, qu'il gagna l'estime & l'amitié de tous ceux qui le connoissoient.

Il fut extraordinairement sobre ; il observa le régime dont il parle dans ses écrits, & se nourrit toujours avec tant de sagesse & de précaution, que sentant diminuer peu à peu la chaleur naturelle en vieillissant, il diminua aussi peu à peu la quantité de ses alimens, jusqu'à ne prendre à chaque repas qu'un jaune d'œuf, encore en faisoit-il à deux fois sur la fin de sa vie.

Par ce moyen il se conserva sain, & même vigoureux, jusqu'à l'âge de cent ans. Son esprit ne diminua point, il n'eut jamais besoin de lunettes, il ne devint point sourd.

Et ce qui n'est pas moins véritable que difficile à croire, sa voix se conserva si forte & si harmonieuse, que sur la fin de ses jours il chantoit avec autant de force & d'agrément qu'il faisoit à vingt ans.

Il avoit prévu qu'il iroit loin sans infirmité, & ne s'étoit pas trompé. Lorsqu'il sentit que sa dernière heure approchoit, il se disposa à quitter la vie avec la piété d'un Chrétien & le courage d'un Philosophe. Il fit son testament & mit ordre à ses affaires, après quoi il reçut les derniers Sacremens, & attendit tranquillement la mort dans un fauteuil. Enfin, on peut dire qu'étant en bonne santé, ne souffrant aucune douleur, ayant même l'esprit & l'œil fort gais, il lui survint un petit évanouissement qui lui tint lieu d'agonie, & lui fit pousser le dernier soupir. Il mourut à Padoue le 26 avril

1566, & fut mis en terre le 8 mai suivant.

Sa femme mourut quelques années après lui. Sa vie fut longue & sa vieillesse aussi heureuse que celle de son époux. Il n'y eut que ses derniers jours qui ne furent pas tout-à-fait semblables : elle fut attaquée quelque-tems avant sa mort d'une langueur qui la conduisit au tombeau. Elle rendit l'ame une nuit dans son lit sans aucuns mouvemens convulsifs, & avec une tranquillité si parfaite, qu'elle sortit de la vie sans qu'on s'en apperçût.

Voilà tout ce que je puis dire de ces bonnes gens, sur l'idée qui m'en reste pour en avoir ouï parler autrefois à feu mon pere, & à quelques amis de Louis Cornaro, qui ayant vécu si long-tems d'une manière si extraordinaire, mérite de ne pas mourir si-tôt dans la mémoire des hommes.

EXTRAIT

Du XXXVIIIe Livre des Histoires de M. le Président DE THOU, *sur l'An 1566.*

LOUIS CORNARO a été un rare & mémorable exemple d'une longue vie, car il vécut cent ans sain de corps & d'esprit. Il étoit d'une des plus illustres Maisons de Venise ; (*) mais à cause du défaut de sa naissance, il fut exclus des honneurs & de l'administration de la République. Il épousa à Udine, dans le Frioul, *Véronique*, de la Maison de Spilemberg ; & comme il avoit de grands biens, il mit

____

(*) Il fut enveloppé dans la disgrace de quelques-uns de ses parens.

M

tout en usage pour en avoir des enfans. Enfin, par les vœux qu'il fit &
par l'aide des médecins, il surmonta
la froideur de sa femme, qu'il aimoit
uniquement, & qui étoit déjà avancée
en âge. Lorsqu'il s'y attendoit le moins,
il en eut une fille, qui fut mariée à
Jean, fils de Fantin Cornaro, de la
riche Maison de Cornaro de Chypre,
& en vit une grande postérité ; car
Jean eut de *Claire*, c'est le nom de
cette fille, huit garçons & trois filles.

Au reste, Louis Cornaro corrigea
par sa sobriété & par son régime de
vivre, les infirmités contractées par
l'intempérance de sa jeunesse, & mo-
déra par la force de sa raison, la
facilité qu'il avoit à se mettre en colere. De sorte qu'il fut en sa vieillesse
d'une aussi bonne constitution de corps

& d'un esprit aussi doux & modéré, qu'il avoit été infirme & prompt à se fâcher dans la fleur de son âge. Il composa là - dessus des Livres, étant déjà vieux, dans lesquels il parle du déréglement de sa première vie, de sa réformation, & se flatte de vivre long-tems. En effet, il ne fut pas trompé, car il mourut sans douleur & d'une mort douce, âgé de plus de cent ans, à Padoue, où il avoit choisi son séjour. Sa femme, qui n'étoit guére moins âgée que lui, lui survécut, & mourut aussi quelque - tems après d'une mort paisible. Ils furent l'un & l'autre enterrés dans l'Eglise de Saint-Antoine, sans aucune pompe, ainsi qu'ils l'avoient ordonné par leur testament.

DIALOGUE DE CARDAN,

Entre un Philosophe, un Citoyen & un Hermite, sur la manière de prolonger la vie & conserver la santé.

COMME il se trouve dans les alimens solides, & même dans la boisson plusieurs choses dignes de notre attention ; savoir, leurs qualités naturelles, & celles qu'elles emportent de l'assaisonnement, l'ordre même & le tems dans lequel nous nous en servons, sans parler de la quantité de ces mêmes alimens & de celles de la boisson ; ce n'est pas sans raison qu'on s'est avisé de demander à laquelle de ces choses on doit avoir le plus d'égard.

Quelques-uns se sont déclarés pour

la quantité, soutenant qu'elle a en effet beaucoup plus de part que toute autre chose, à la conservation de la santé, & à l'entretien de la vie.

Le fameux LOUIS CORNARO, noble Vénitien, est de ce sentiment. Il a traité cette matière à l'âge de quatre-vingt ans, jouissant encore d'une parfaite santé de corps & d'esprit. Ce vénérable vieillard fut attaqué à l'âge de trente-six ans, d'une maladie si violente qu'il en pensa mourir : il observa toujours depuis ce tems-là de prendre une même quantité d'alimens à chaque repas ; & quoiqu'il n'ait pas été exempt d'une infinité de fatigues, & de mauvaises affaires qui furent cause de la mort de son frere, l'exactitude de son régime le conserva toujours en santé avec une entière liberté d'esprit. A l'âge de

soixante-dix ans un caroffe, dans lequel il voyageoit, verfa ; il fut long-
tems traîné, & fut bleffé à une jambe,
à un bras & en plufieurs endroits de
la tête. Les médecins en défefpérerent,
& voulurent employer beaucoup de re-
medes. Il nous dit dans fes écrits,
qu'affuré de l'égalité de fes humeurs,
il ne défefpéra jamais de fa vie ; qu'il
rejetta tous les fecours de la médecine
& qu'il fut bientôt guéri. Neuf ans
après, ayant prefqu'atteint l'âge de
quatre - vingt ans, fes amis, & même
quelques médecins, le priérent d'ajouter
deux onces de nourriture à ce qu'il
prenoit ordinairement. Dix ou douze
jours après, il tomba malade : les médecins en défefpérerent, & lui-même
appréhenda beaucoup ; cependant il
recouvra fa fanté, mais avec affez de

difficulté. Ce même auteur ajoute qu'étant âgé de quatre-vingt-trois ans, il voyoit & entendoit parfaitement ; que sa voix étoit encore belle ; qu'il chantoit quelquefois avec plusieurs petits-fils qu'il avoit ; qu'il alloit à cheval, & marchoit assez bien à pied, & qu'à l'exemple d'un ancien, il composa une comédie qui eut de l'applaudissement.

Ce sage vieillard a donc cru que l'exacte & petite quantité d'alimens, contribuoit plus que toute autre chose à conserver la santé ; car il ne parle point du choix des alimens. J'avois coutume, dit il, de prendre en tout douze onces de nourriture solide, y compris la viande & un jaune d'œuf, & quatorze onces de boisson.

Le célèbre jurisconsulte Panigarole, qui a vécu plus de soixante-dix ans, quoique d'un tempérament très-foible, ne prenoit jamais chaque jour que vingt-huit onces de nourriture, ce qui revient à peu près à la même chose.

J'ai connu encore fort particulièrement une personne qui ne prenoit tous les jours, pour toute nourriture, que trente-six onces pesant : il est vrai qu'environ tous les quinze jours elle se purgeoit avec de la casse, ou quelques autres drogues. Elle a vécu plus de quatre-vingt-dix ans ; & moi qui vous parle, voyez quelle est ma santé, quoique je sois âgé de plus de cent ans, &c.

AVERTISSEMENT.

AVERTISSEMENT.

QUELQUE tems après que *CORNARO* eut publié ses qua-tre Discours, ils parvinrent à la connoissance de *Lessius*, célébre Jésuite. Comme il se trouvoit à peu près dans la même disposi-tion que *Cornaro*, à l'égard de sa santé, il voulut essayer le même Régime. Il s'en trouva si bien, qu'il le continua le reste de ses jours ; & il parvint à l'âge le plus avancé. Il traduisit ces quatre Dis-cours en Latin, pour les rendre intelligibles dans tous les pays. Il fit même un autre Ouvrage sur le même sujet, intitulé *De la Sobriété & de ses avantages*, comme pour servir de Préface à celui de *Cornaro*. L'un & l'autre ont été traduits en François il y a long-tems, & réunis en un seul volume Mais l'Ouvrage de *Lessius* étant le même, quant au fonds, que celui de *Cornaro*, & n'en différant que par la forme, on a cru devoir supprimer le premier dans cette nouvelle édition, & se contenter d'en extraire les articles suivants qui en sont comme l'abrégé.

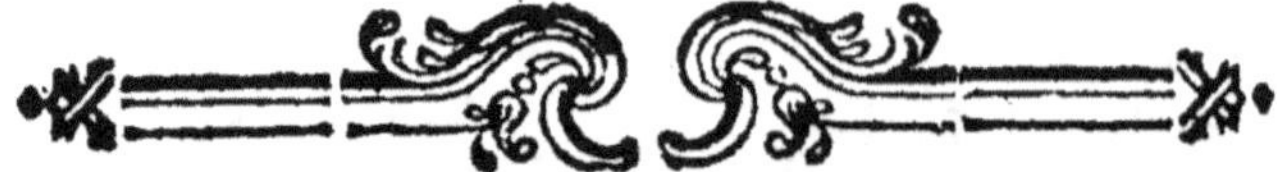

EXTRAITS

De l'Ouvrage de LESSIUS
sur la Sobriété & ses avantages.

QUE doit-on entendre par *Vie sobre?*
Un usage modéré du boire & du manger, selon le tempérament & la disposition actuelle du corps, par rapport même aux fonctions de l'esprit.

COMME les estomacs n'ont pas tous
la même capacité, on doit y proportionner les alimens. Cette proportion con-
siste dans une telle mesure, qu'elle suf-
fise pour nourrir le corps, & que la digestion s'en fasse aisément & parfaite.

N 2

ment dans les opérations du corps & de l'efprit. Cette mefure doit être différente felon la différence de l'âge, de la complexion, de l'humeur qui domine, & felon la vigueur ou la délicateffe de la fanté.

Toute la difficulté confifte à trouver cette mefure précife. En voici quelques moyens :

1o. Ne prendre ordinairement qu'une telle quantité de nourriture, qu'on puiffe enfuite ne pas moins s'en appliquer à des fonctions purement fpirituelles, comme la prière, la méditation, l'étude. Il eft clair que, dès qu'on ne le peut, on a paffé les bornes de cette jufte mefure.

2o. Ne prendre qu'une telle quantité de nourriture, qu'enfuite on ne reffente nul engourdissement, nulle pesanteur, nulle lassitude corporelle. Si l'on ne se sent alors dans une disposition aussi libre & aussi vive qu'auparavant, c'est une preuve qu'on a excédé la mesure convenable. Car bien loin que le boire & le manger doivent surcharger & affoiblir la nature, ils doivent au contraire la rendre plus libre, plus gaie, plus animée.

30. Ne point passer immédiatement d'une vie d'excès à une vie trop frugale; mais le faire insensiblement, & ne diminuer que peu à peu du boire & du manger, jusqu'à ce que l'on soit parvenu à une mesure incapable d'affoiblir l'esprit ou le corps. Les changements trop subits, pour peu qu'ils soient considérables, causent toujours quelque préjudice.

4º. S'ABSTENIR de tous aliments mal sains, quelque agréables qu'ils puissent être. Presque toutes les choses grasses sont contraires à la santé : elles relâchent l'estomac, elles empêchent la digestion des autres aliments.

5º S'ABSTENIR d'une trop grande variété de mets dans un même repas, & de tous ceux qui sont assaisonnés d'une manière trop recherchée. Cette variété excite toujours un nouvel appétit ; & quoique souvent on mange trois ou quatre fois plus que le besoin ne le demande, il ne semble presque jamais que l'on soit satisfait. Cet excès & cette diversité de mets, souvent contraires au tempérament, causent des crudités, des coliques, des obstructions, & forment un mauvais chyle.

60. Ne point ſuivre entièrement ſon appétit, ſur-tout le ſoir ; c'eſt-à-dire, ne point le raſſaſier.

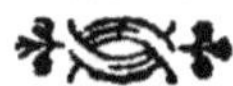

Ceux principalement qui s'appliquent à l'étude, doivent manger ſobrement, & proportionner le pain à ce qu'ils mangent d'ailleurs, pour prévenir, au moins en partie, les mauvais effets qui pourroient en arriver, comme les fluxions de tête, les vapeurs, les toux, les coliques, &c. Le pain empêche les autres aliments de ſe corrompre, de gâter l'eſtomac, & de rendre par conſéquent l'haleine mauvaiſe.

CE n'eſt ni la quantité des mets, ni leur délicateſſe, qui peut fortifier un tempérament foible; mais une juſte proportion d'aliments convenables.

PLUSIEURS s'y trompent ſouvent: ils boivent & mangent beaucoup; ils prennent même des choſes très-nourriſſantes, & ils ne s'en plaignent pas moins de foibleſſe. Ils s'imaginent que c'eſt faute de nourriture & d'eſprits; & ils recherchent des viandes encore plus nourriſſantes. Ils ſe trompent encore une fois, & bien miſérablement: ils ne font que ſurcharger d'humeurs leur eſtomac, qui n'en eſt déjà que trop chargé. Loin que la foibleſſe de ces ſortes de perſonnes vienne d'ina-

nition , elle ne vient que de replétion. On peut le remarquer par l'enflure
qu'elle leur cauſe , & par le fonds même
de leur tempérament. Cette abondance
d'humeurs relâche par excès les muſcles
& les nerfs.

◄——————►

LES crudités ſont la ſource la plus
ordinaire de toutes les maladies. On
nomme *crudité* ce qui n'a pu ſe digérer parfaitement. Lorſque l'eſtomac ne
cuit qu'à demi les aliments , ou parce
qu'ils ſont indigeſtes , ou à cauſe de
leur trop grande variété dans un même
repas , ou à cauſe de leur quantité ,
le chyle qui ſe forme des parties les
plus ſucculentes des aliments , eſt rempli de crudités qui produiſent beaucoup

de maux. Elles rempliſſent le cerveau &
les entrailles de pituite & de bile ; elles
cauſent des obſtructions juſques dans les
plus petits vaiſſeaux ; elles gâtent le tempérament, altérent toutes les humeurs
du corps, & occaſionnent de très-fâ-
cheuſes maladies.

UN bon régime préſerve de tous ces
inconvénients. Tant que l'on ne prend
de nourriture qu'autant que l'on peut
en faire aiſément la digeſtion, on n'a
point de crudités à craindre. Il ſe fait
un chyle convenable à la nature : ce
chyle bien conditionné forme un ſang
pur, & c'eſt le bon ſang qui fait le bon
tempérament.

✘

NON seulement la Sobriété empêche les crudités, & tout ce qui en est une suite : elle consume encore les humeurs superflues, & même bien plus sûrement que le travail. Le travail exerce toujours quelque partie du corps plus que les autres : c'est ce qui souvent trouble les humeurs, échauffe considérablement, & cause des fiévres, des pleuréfies, &c. L'abstinence fait son effet jusques dans les parties les plus intimes, jusques dans les moindres jointures, & ne fait d'évacuations que d'une manière aussi douce qu'uniforme. Elle subtilise en peu de tems les humeurs les plus grossières, elle dégage les pores, elle consume les superfluités, elle ouvre les conduits des efprits ; elle rend ces efprits plus purs, fans même troubler les humeurs, fans caufer de fluxions fâcheufes, fans mettre en danger de maladie ; & l'efprit même n'en eft que plus libre dans fes opérations.

On ne peut néanmoins difconvenir, que les exercices du corps qui ne paffent point de juftes bornes, & qui fe font à propos, ne foient utiles & même nécesfaires ; mais la plûpart de ceux qui vivent fobrement & qui ne s'appliquent qu'aux chofes de l'efprit, n'ont pas befoin d'exercice de longue haleine.

LA vie sobre fait vivre long-tems.
Elle rend le sommeil doux & tranquille;
elle fait trouver agréables les mets les
plus communs; elle donne de la vigueur
aux sens & à la mémoire, de la péné-
tration & de la netteté à l'esprit. Elle
calme les passions; elle bannit la colere & la tristesse; elle abat l'impétuosité de la concupiscence; elle remplit
l'ame & le corps d'une infinité de biens;
elle produit même une sage gaité; enfin
une telle vertu est comme l'ame de toutes les autres.

FIN.

A AVRANCHES,
De l'Imprimerie de LE COURT, 1783.

TABLE.

Fin de la Table.

preſſion dudit Ouvrage , au deſir de l'Article XXI de l'Arrêt du Conſeil du 30 Août 1777, *portant ſuppreſſion & création de différentes Chambres Syndicales ;* de faire ladite édition abſolument conforme à celle de Paris 1772 , d'en remettre un exemplaire pour la Biblio_ théque du Roi , aux mains des Officiers de la Chambre Syndicale de Caen ; d'imprimer la préſente permiſſion à la fin du livre , & de la faire enrégiſtrer dans deux mois pour tout délai , ſur les regiſtres de ladite Chambre Syndicale de Caen , le tout à peine de nullité.

Donné à Paris le 21 Juillet 1782. NÉVILLE.

Par M. LE DIRECTEUR GÉNÉRAL,
De Sancy , Secrétaire général.

Regiſtré ſur le Regiſtre de la Commûnauté de la Chambre Royale & Syndicale des Librai-res - Imprimeurs , Relieurs de la Ville de Caen. Fol. 50. A Caen le 10 Septembre 1782.
Pierre le Baron , Syndic.